echt EMF

Über den Autor

Robin Nürnberg ist gelernter Physiotherapeut und leidenschaftlicher Rückencoach. In seiner beruflichen Laufbahn lernt er häufig Glaubenssätze und Mythen kennen, die er kritisch hinterfragt und mit fundiertem Wissen und modernen Ansätzen widerlegt. Neben seiner Tätigkeit als selbstständiger Physiotherapeut klärt er deshalb auf Instagram als @criticalphysio zur Rückengesundheit auf und zeigt einfache Übungen sowie „Bewegungssnacks" für zwischendurch. Robin lebt und arbeitet im Raum Nürnberg.

www.robin-nuernberg.de

@criticalphysio

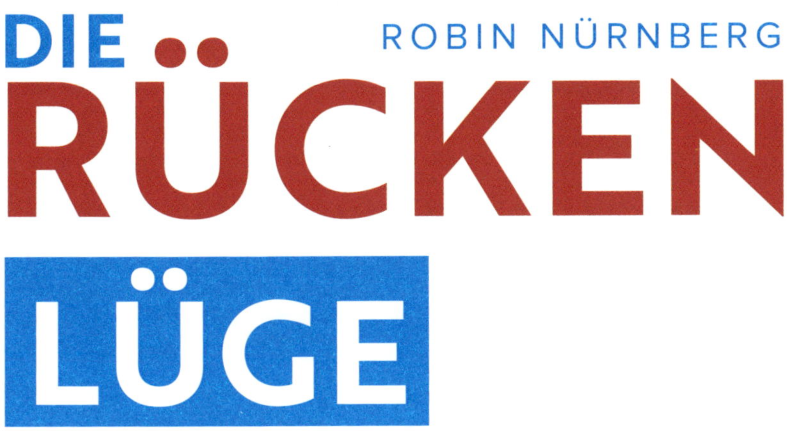

ROBIN NÜRNBERG

VERABSCHIEDE
DICH VON ALTEN
MYTHEN – WERDE
SCHMERZFREI
UND **STARK**

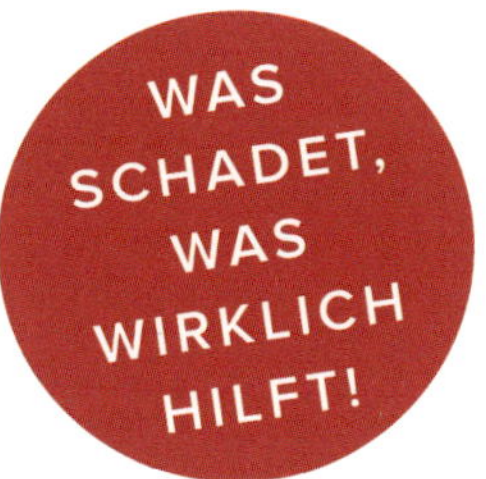

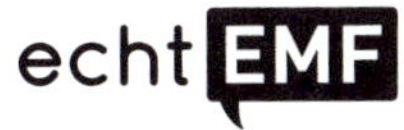

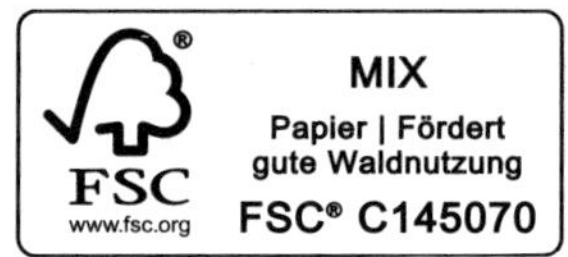

echtEMF ist eine Marke der Edition Michael Fischer

1. Auflage
Originalausgabe

Covergestaltung: Alexandra Wolf, unter Verwendung eines Motivs von © Manuel Mauer

Bildnachweis: Alle Abbildungen im Innenteil © Robin Nürnberg
Alle Illustrationen über Shutterstock: S. 23/ © CLIPAREA l Custom media, © jertam2020, © AspctStyle; S. 31/ © NotionPic, © Mary Long, © Blueastro; S. 33/ © Pretty Vectors, © BNP Design Studio, © Sunbeam_ks, © Pepermpron, © Lova Mikhailova, © Tarikdiz, © Genko Mono, © Corocacus, © Nadiia Lapshynska, © Nacht28, © StockSmartStart, © Blueastro; S. 117/ © paramouse; S. 179/ © zirconicusso, © TinnaPong

Redaktion: Doreen Fröhlich
Layout und Satz: Michaela Zander
Gedruckt bei Polygraf Print, Čapajevova 44, 08001 Prešov, Slowakei

Printed in Slovakia

ISBN *978-3-7459-2089-5*

www.emf-verlag.de

An alle Menschen, die unter Schmerzen leiden. An alle Menschen, denen mit Diagnosen Angst gemacht wurde. An alle Menschen, die das Vertrauen in ihren Körper verloren haben. An alle Menschen, die sich nicht verstanden fühlen.

INHALT

VORWORT

ÜBER MICH

Hast du schon einmal fest an etwas geglaubt, nur um dann von einer völlig anderen Wahrheit überrascht zu werden? Falls ja, teilst du ein Gefühl, das mich, einen erfahrenen Physiotherapeuten, auf meinem beruflichen Weg oft begleitet hat.

> *Thomas, einem Büroangestellten mittleren Alters, ging es ähnlich. Trotz regelmäßiger Besuche bei verschiedenen Therapeut:innen und der Einhaltung aller ‚Standardregeln' zur Vermeidung von Rückenschmerzen fand er keine Linderung.*

Seine Geschichte war einer der Wendepunkte in meiner Karriere, die mich dazu brachte, tiefer in die Welt des Schmerzes einzutauchen.

Mein Einstieg in die Physiotherapie war nach diesem Schlüsselerlebnis getrieben von dem tiefen Verlangen, auch anderen Menschen mit Schmerzen zu helfen. Jedoch offenbarte die Praxis schnell, dass herkömmliche Methoden nur selten den gewünschten Erfolg brachten. Dies führte mich zu einer intensiven Auseinandersetzung mit wissenschaftlichen Erkenntnissen, die ein neues Licht auf das Phänomen Schmerz warfen – als ein komplexes, individuelles Erlebnis, das nicht nur physisch, sondern auch emotional und sensorisch ist.

In meiner Ausbildung wurde häufig übersehen, dass der menschliche Körper ein Wunderwerk der Anpassungsfähigkeit ist und dass Schmerzen, besonders Rückenschmerzen, durch eine Vielfalt individueller Faktoren beeinflusst werden. Das Festhalten an veralteten Schmerzmodellen, Glaubenssätzen und Verhaltensmythen kann sogar zusätzliches Leid verursachen und Angst vor natürlichen Bewegungen und Belastungen machen. „Sitze gerade", „Schlafe nicht auf der Seite", „Hebe nicht mit krummem Rücken" – diese Warnungen sind wohlbekannt, aber nur wenige sind sich des Schadens bewusst, den sie anrichten können.

Meine Mission ist es, diese alten Mythen zu entkräften und von Rückenschmerzen betroffene Menschen darüber aufzuklären, dass unser Körper weitaus belastbarer ist, als wir gemeinhin annehmen. In diesem Buch wirst du Erkenntnisse finden, die deine bisherigen Annahmen über den Haufen werfen können. Sieh es als eine Chance, deine Gesundheit in deine eigenen Hände zu nehmen.

Für alle, die unter Schmerzen leiden oder das Vertrauen in ihren Körper verloren haben, möchte ich eine Botschaft der Hoffnung senden: Du bist nicht allein. Ich stehe an deiner Seite und möchte dich mit diesem Buch auf einem Weg begleiten, der nicht nur zu einem tieferen Verständnis deiner Schmerzen führt, sondern dir auch praktische Strategien an die Hand gibt, um sie zu überwinden.

ÜBER DIESES BUCH

Vielleicht erkennst du dich selbst in der Erfahrung wieder, von einem Meer an gut gemeinten, doch oft überwältigenden Ratschlägen umgeben zu sein, wenn es um Rückenschmerzen geht. Das ist eine Herausforderung, die über den physischen Schmerz hinausgeht und tief in dein emotionales Erleben hineinreicht. Unsicherheit, Sorgen und bisweilen sogar Verzweiflung oder Panik können nicht nur deine psychische Verfassung beeinträchtigen, sondern auch biologische Auswirkungen haben, wie zum Beispiel gestörten Schlaf, anhaltende Muskelspannungen oder sogar Einflüsse auf dein Herz-Kreislauf-System.

Ein weiteres Kernproblem in der heutigen Schmerzbehandlung ist die Tendenz zu übermäßigen, manchmal unnötigen medizinischen Maßnahmen. Zum Beispiel werden Patient:innen mit alltäglichen Rückenschmerzen ohne Anzeichen schwerwiegender Ursachen oft vorschnell zu frühe und zudem kostspielige MRT-Aufnahmen verordnet, die wie Röntgenbilder auch diagnostische bildgebende Verfahren sind. Dies kann zu einer Kaskade von Über- oder Fehldiagnosen, falsch positiven Testergebnissen und übertriebenen Behandlungen führen – ein Phänomen, das man als „zu viel Medizin" bezeichnen könnte.[1] [2] Patient:innen werden also über das Notwendige hinaus behandelt, was zu einer unverhältnismäßigen Anwendung von passiven Maßnahmen wie Akupunktur, manueller Therapie, Injektionen und Schmerzmitteln führt. All dies resultiert in einer Versorgung, die nicht den erwarteten langfristigen Nutzen bringt.

Stattdessen sollten wir nach Ansätzen suchen, die den Menschen in seiner Ganzheitlichkeit betrachten und aktive Bewältigungsstrategien fördern.[3]

Ein verbreitetes Missverständnis ist, dass der menschliche Körper zerbrechlich ist und gewisse Bewegungen oder Haltungen generell vermieden werden sollten. Solche Ratschläge verhindern jedoch, dass Menschen ihr volles Bewegungspotenzial ausschöpfen. Die Folge: ein Teufelskreis aus Schmerz und Bewegungseinschränkung. Zudem bekommen Betroffene nicht selten durch unqualifizierte Aussagen von Gesundheitsexpert:innen Verbote in Bezug auf verschiedene körperliche Aktivitäten und werden auf Lebenszeit ins Bewegungsgefängnis gesteckt. Daraus resultieren sehr häufig neue Probleme und Einschränkungen, die zu einer unglaublichen Potenzierung des Leids führen.[4]

Die gute Nachricht ist: Die meisten Rückenschmerzen sind vergänglich. Sie kommen unerwartet, werden aber in vielen Fällen auch ohne Intervention wieder vergehen. Aber auch bei länger andauernden Schmerzen, die einer Therapie bedürfen, gibt es wirksame Strategien zur Schmerzbewältigung.

In diesem Buch widmen wir uns genau diesen Strategien. Wir hinterfragen etablierte Rückenlügen und alte, uns hindernde Mythen und eröffnen neue Perspektiven auf die Kraft und Widerstandsfähigkeit unseres Körpers. Durch eine Kombination aus wissenschaftlichen Erkenntnissen und praxiserprobten Methoden möchte ich dir Wege aufzeigen, wie du Rückenschmerzen verstehen und effektiv bewältigen kannst. Lass uns gemeinsam den ersten Schritt in Richtung eines schmerzfreien und bewegten Lebens gehen.

Wissenschaftler:innen haben eine Palette von Faktoren identifiziert, die möglicherweise zur Entstehung von Rückenschmerzen beitragen. Diese Faktoren spannen ein weites Netz aus psychologischen, sozialen und biologischen Einflüssen. Heute wird das biopsychosoziale Modell als einer der umfassendsten Ansätze angesehen, um den vielschichtigen Charakter des Schmerzes zu adressieren. Es markiert einen signifikanten Fortschritt gegenüber früheren Annahmen, die Schmerz ausschließlich auf physische Gewebeveränderungen oder Pathologien zurückführten – eine Sichtweise, die neuere Erkenntnisse der Schmerzphysiologie zunehmend infrage stellen.[5 6]

Schmerz ist eine individuell erlebte sensorische und emotionale Erfahrung, die sich aus dem komplexen Zusammenspiel von Gehirn, Nervensystem und dem persönlichen Umfeld ergibt. Verschiedenste sensorische Informationen aus dem Körpergewebe – seien es Faszien, Muskeln, Sehnen, Bänder, Knochen oder Nerven – werden dabei berücksichtigt. Eine überraschende Erkenntnis ist jedoch, dass strukturelle Veränderungen im Körper nicht zwangsläufig Schmerzen verursachen und der Körper oft erstaunlich gut damit zurechtkommt. Dies wird durch Studien untermauert, die zeigen, dass Zustände wie Arthrose, Bandscheibenvorfälle und sogar Sehnenrisse häufig ohne Schmerzsymptome auftreten.[7 8 9]

DEINE DIAGNOSE IST NICHT DEIN SCHICKSAL

Mir als Physiotherapeut liegt es sehr am Herzen, dem unnötigen Leid durch weitverbreitete Mythen, Irrglauben und Fehlinformationen bestmöglich entgegenzuwirken. Zum Beispiel wird Menschen mit einem Bandscheibenvorfall häufig fälschlicherweise verboten, jemals wieder mehr als fünf Kilogramm zu heben. Bei Rückenschmerzen lautet die gängige, aber fehlgeleitete Empfehlung, stets aufrecht zu sitzen. Selbst natürliche Schlafpositionen werden als schädlich für den Rücken gebrandmarkt. Aus diesem Grund habe ich in den letzten fünf Jahren ein Programm entwickelt, welches dich umfassend über Rückenschmerzen und Bandscheibenvorfälle aufklärt, dich Stück für Stück an einen belastbaren Rücken heranführt und dadurch wieder mehr Vertrauen in den eigenen Körper erzeugt. Es hat bereits vielen Menschen dabei geholfen, die Belastbarkeit ihres Rückens nachhaltig zu verbessern und die Angst vor Belastung und Aktivitäten abzubauen.

Der Weg dorthin ist jedoch kein schnell zu erledigender Sprint, sondern eher ein Marathon. Es wird keine Abkürzungen und keine schnellen Lösungen für komplexe Probleme geben, auch wenn dir so etwas von diversen Gesundheitsexpert:innen vielleicht versprochen wurde. Tatsächlich handelt es sich vielmehr um einen nicht linearen Prozess mit Höhen und Tiefen. Es wird wesentlich leichter, wenn du versuchst, dich mit dieser Tatsache vertraut zu machen, und du nicht direkt bei der nächsten Verschlechterung das Handtuch wirfst.

Fokussiere dich auf Monats- und Jahresbilanzen. Kontinuität ist hierbei der Schlüssel.

Eine Erfahrung, die mich bei meinen Patient:innen immer erstaunte, ist, dass wenn der Körper über einen langen Zeitraum das optimale Verhältnis zwischen Belastung und Erholung erfährt, eine ganz neue Lebensqualität entsteht und viele Symptome von allen möglichen Erkrankungen zurückgehen. Und das waren Menschen, die dachten, dass ihre Diagnosen nun ihr unveränderbares Schicksal sind. Dass sie bis zum Ende ihres Lebens mit ihren starken Beschwerden und Einschränkungen leben müssen. Keiner von ihnen ging davon aus, dass sie jemals wieder unbeschwert mit ihren Kindern spielen und toben, ihren Sport ausführen und ihren Alltag ganz normal bewältigen können.

Meine Tipps und Empfehlungen sind dabei nicht nur die Erfolgsberichte meiner Patient:innen, sondern auch Zeugnisse der menschlichen Widerstandsfähigkeit und der Kraft der Hoffnung. Und sie sind Beweise dafür, dass sich das deutsche Gesundheitssystem ändern muss, um den individuellen Bedürfnissen seiner Patient:innen gerecht zu werden.

Die Schlüssel dazu sind Verständnis, Kommunikation und personalisierte Therapieansätze. Und das Wichtigste von allem: das Bewusstsein, dass jeder Körper stark, anpassungsfähig und fähig zur Heilung ist. Deine Diagnose ist nicht dein Schicksal!

EINE ENTDECKUNGSREISE – DIE MACHT DES NERVENSYSTEMS

Hast du schon einmal versucht, im Stehen mit gestreckten Knien den Boden zu berühren? Dies ist ein einfacher Test, den bestimmt viele von uns schon mal ausprobiert haben. Lass ihn uns als Ausgangspunkt für ein faszinierendes Experiment nutzen, das ich erstmals während meiner Ausbildung durchführte. Es zeigt auf erstaunliche Weise, wie wir unsere Beweglichkeit schnell und auf ungewöhnliche Art verbessern können.

Für das Experiment benötigst du einen kleinen harten Ball, wie etwa einen Tennisball oder Faszienball. Keine Sorge, wenn du nicht genau weißt, was Faszien sind – so werden die Bindegewebsschichten bezeichnet, die die Muskeln und Organe in unserem Körper umgeben. Zuerst, probiere im Stehen und mit gestreckten Knien, den Boden mit deinen Händen zu berühren, und merke dir, wie weit du kommst. Setze dich dann auf einen Stuhl und platziere einen Fuß auf den Ball. Drücke den Fuß so stark darauf, dass du einen deutlichen Druck oder leichten Schmerz spürst. Falls du im Sitzen nicht genug Druck aufbringen kannst, bleibe stehen. Führe nun für zwei Minuten sehr kleine und langsame Rollbewegungen durch, wobei du den Druck aufrechterhältst. Konzentriere dich auf Bewegungen in Richtung Vorfuß, Ferse und kleine Kreisbewegungen. Wiederhole dies anschließend mit dem anderen Fuß.

Nachdem du beide Füße behandelt hast, versuche erneut, im Stehen so weit wie möglich mit den Händen in Richtung Boden zu kommen. Bist du diesmal weiter gekommen?

Falls ja – und das ist aus Erfahrung bei den meisten Menschen der Fall –, fragst du dich vielleicht, warum. Interessanterweise haben wir in diesem Experiment nicht einmal die Rücken- oder Oberschenkelmuskeln behandelt, die oft als Hauptverursacher für eingeschränkte Beweglichkeit angesehen werden.

Solltest du nun denken, dass du mit den Händen weiter runtergekommen bist, weil der Druck des Balls das Gewebe deiner Fußsohlen gelöst hat, dann liegt hier ein weitverbreitetes Missverständnis vor. Tatsächlich hängt die Verbesserung der Beweglichkeit in diesem Fall nicht von physischen Gewebeveränderungen ab. Es wären immense

Kräfte notwendig, um selbst geringfügige strukturelle Veränderungen in den Faszien zu bewirken. Daher muss die Erklärung für die beobachtete Beweglichkeitsverbesserung woanders liegen, nämlich in der Interaktion mit unserem Nervensystem.

Das Nervensystem spielt eine entscheidende Rolle bei der Regulierung unserer Beweglichkeit und Schmerzempfindung. Durch das Experiment hast du eine Form der Neuromodulation erlebt – das klingt kompliziert, bedeutet aber einfach, dass die Stimulation der Nervenenden in deinen Fußsohlen das Nervensystem beeinflusst und so zu einer vorübergehenden Verbesserung der Beweglichkeit führt. Du sendest deinem Körper ein neues Signal, und er reagiert darauf, indem er sich entspannter und beweglicher anfühlt.

In späteren Kapiteln dieses Buches werden wir uns ausführlich mit dem Konzept der Neuromodulation befassen. Wir erkunden die komplexen und faszinierenden Mechanismen, durch die unser Körper und insbesondere das Nervensystem auf vielfältige Reize reagiert, und wie dies unsere Beweglichkeit und unseren Schmerz beeinflusst. Doch zunächst beleuchten wir im nächsten Kapitel, wieso die Wirbelsäule viel robuster und belastbarer ist, als die meisten denken.

KAPITEL 1

EIN NEUES **VERSTÄNDNIS** DES **BEWEGUNGSAPPARATES**

Unsere Wirbelsäule ist oft missverstanden – in ihrer Funktion, Anatomie und ihren physiologischen Prozessen. Aus dieser Fehlinterpretation entstehen falsche Empfehlungen und sogar unbegründete Bewegungsverbote. Deshalb ist es für Betroffene essenziell, die Grundlagen der Anatomie unseres Rückens zu verstehen. „Bewege dich vorsichtig!“, „Immer mit geradem Rücken heben!“, „Nichts Schweres heben!“, „Vermeide Stoßbelastungen!“: Obwohl die Wirbelsäule eine der belastbarsten Strukturen unseres Körpers ist, bekommt man nicht selten diese Aussagen zu hören. Zu Unrecht!

AUFBAU UND FUNKTION DER WIRBELSÄULE – MEHR ALS NUR EINE STÜTZE

Die Wirbelsäule, oft als fragil betrachtet, ist nicht nur eine tragende Säule, sondern auch ein Wunderwerk der Flexibilität. Stell sie dir wie eine Pflanze vor, die fest verwurzelt, aber flexibel genug ist, dem Wind zu trotzen. Sie ist stabil und doch beweglich, robust und anpassungsfähig. Solche Eigenschaften hat kein mechanisches Bauwerk – auch wenn der Körper von einigen Expert:innen gerne damit verglichen wird. Die Wirbelsäule besteht aus 33 Wirbeln, unterteilt in Hals-, Brust- und Lendenbereich, die durch Bandscheiben und Bänder miteinander verbunden sind. Diese Struktur ermöglicht es ihr, vielfältige Belastungen auszuhalten – von Druck- und Scherkräften bis hin zu Drehkräften.[10]

HOHLKREUZ, BUCKEL UND SKOLIOSE – JEDE WIRBELSÄULE IST EIN UNIKAT

Deine Wirbelsäule ist so individuell wie dein Fingerabdruck. Jeder Mensch hat seine eigene, einzigartige Wirbelsäulenform und -struktur, geprägt durch genetische Faktoren, Lebensstil und Bewegungsmuster. Variationen wie ein Hohlkreuz (Hyperlordose), ein Rundrücken (Hyperkyphose) oder eine Skoliose (seitliche Verkrümmung der Wirbelsäule) sind oft natürliche Merkmale unserer Anatomie. Es ist wichtig zu verstehen, dass diese Variationen nicht zwangsläufig problematisch sind.

Eine umfassende Studie von Swain et al. (2020) hat die weitverbreitete Annahme infrage gestellt, dass bestimmte Wirbelsäulenhaltungen automatisch zu Rückenschmerzen führen. Die Forscher:innen untersuchten die Verbindung zwischen Haltung und Rückenschmerzen und fanden heraus, dass es keinen klaren und konsistenten Zusammenhang gibt. Diese Erkenntnis ist revolutionär, da sie die traditionelle Sichtweise, dass eine „perfekte" Haltung für die Vermeidung von Rückenschmerzen entscheidend ist, auflöst.

Die Studie lädt dazu ein, unsere Wirbelsäule weniger als Problem und mehr als einzigartiges Merkmal zu betrachten. Anstatt eine bestimmte Haltung als „falsch“ oder „schädlich“ zu betrachten, sollten wir lernen, die natürliche Form unserer Wirbelsäule zu akzeptieren und zu respektieren.

Es ist auch wichtig zu erkennen, dass die Wirbelsäule ein dynamisches System ist, das sich verschiedenen Bedingungen und Anforderungen anpassen kann. Statt starrer Regeln und Vorschriften über die „richtige“ Haltung oder Bewegung sollten wir einen flexibleren Ansatz verfolgen, der die natürliche Vielfalt der Wirbelsäulenformen und -funktionen berücksichtigt.

Ein besseres Verständnis und eine Akzeptanz der Einzigartigkeit unserer Wirbelsäule kann uns helfen, unnötige Ängste und Missverständnisse abzubauen. Indem wir lernen, unsere Wirbelsäule so zu akzeptieren, wie sie ist, und sie durch gesunde Bewegung und Haltung zu unterstützen, können wir einen wichtigen Schritt in Richtung eines schmerzfreieren und gesünderen Lebens machen.[11]

BANDSCHEIBEN – WIE BELASTBARE SCHWÄMME

Deine Bandscheiben – diese erstaunlichen Strukturen zwischen den Wirbeln deiner Wirbelsäule – sind die widerstandsfähigsten Schwämme der Welt, wesentlich mehr als bloße Stoßdämpfer. Sie sind flexibel, aber zugleich unglaublich belastbar, und spielen eine zentrale Rolle im komplexen System der Wirbelsäule. Die Bandscheiben bestehen aus einem zähen äußeren Ring, dem Anulus fibrosus, und einem weichen, gallertartigen Kern, dem Nucleus pulposus. Diese Kombination ermöglicht es den Bandscheiben, Druck gleichmäßig zu verteilen und die Wirbelsäule flexibel zu halten. Der Glaube, dass Bandscheiben bei falscher Belastung „herausfliegen“ oder „verrutschen“ können, ist ein weitverbreiteter Irrtum. In Wirklichkeit sind Bandscheiben darauf ausgelegt, Druck und Bewegung zu widerstehen und sich diesen anzupassen. Sie sind in der Lage, erhebliche Kräfte zu absorbieren und dabei ihre Form und Integrität zu bewahren.

Der größte Teil von Bandscheiben ist avaskulär, was bedeutet, dass sie keine eigene Blutversorgung haben.[12] Stattdessen erhalten sie Nährstoffe und entsorgen Abfallprodukte durch Diffusionsprozesse, die durch ein gutes Verhältnis von Bewegung und Erholung gefördert werden. Deshalb ist regelmäßige körperliche Aktivität so wichtig für die Gesundheit deiner Bandscheiben. Bewegung unterstützt die Diffusion und hilft, die Bandscheiben gut genährt und funktionsfähig zu halten.

Eine weitere interessante Eigenschaft der Bandscheiben ist ihre Fähigkeit zur Adaption. Bei regelmäßiger Belastung, wie beim Heben oder bei sportlichen Aktivitäten, passen sich die Bandscheiben an, indem sie dicker und widerstandsfähiger werden.[13][14]

Trotz ihrer Belastbarkeit sind Bandscheiben jedoch nicht unverwüstlich. Chronische Überbelastung, Mangel an Bewegung, Rauchen, entzündliche Erkrankungen und genetische Faktoren können zu Veränderungen an der Bandscheibe führen, die mit Schmerzen verbunden sind. Es ist daher wichtig, ein gesundes Gleichgewicht aus Belastung und Erholung zu finden und einen gesunden Lebensstil zu pflegen, um die Bandscheiben langfristig gesund zu erhalten.[15]

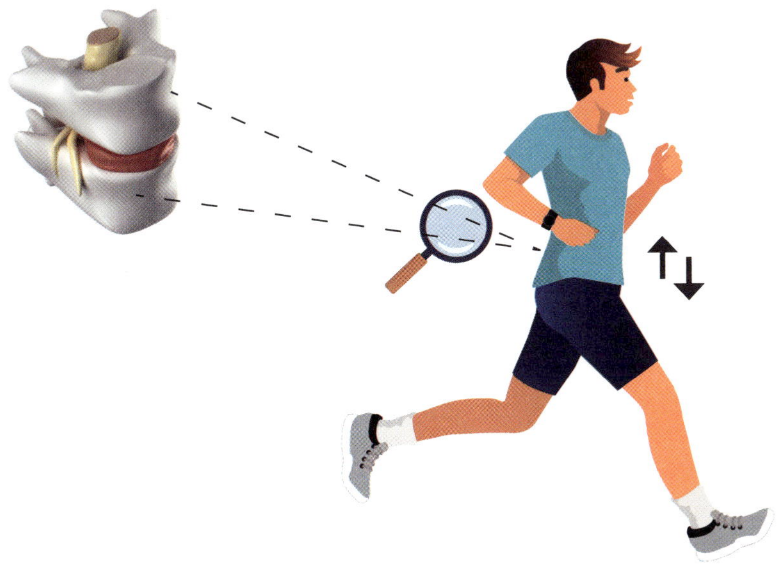

Beim Joggen entsteht durch Abstoß- und Landephasen eine Wechseldruckbelastung.

Ein fundiertes Verständnis dieser Prozesse ist entscheidend für deine Rückengesundheit. Dies bedeutet, dass du deinen Rücken bewegen solltest, ohne Angst vor Verletzungen durch alltägliche Belastungen zu haben. Es besteht kein Grund zur Annahme, dass diese Strukturen besonders anfällig für Verletzungen sind, noch müssen sie prinzipiell vor alltäglichen Bewegungen geschützt werden.

MUSKELN, GELENKE UND FASZIEN – STARKE INFORMATIONSGEBER

MUSKELN

Unser Rücken ist weit mehr als nur eine strukturelle Säule, die den Rest des Körpers unterstützt. Er ist ein Zusammenspiel aus Muskeln,

Faszien, Bändern und Gelenken, um uns Bewegungsfreiheit, Flexibilität und Stabilität zu bieten. Die Muskulatur des Rückens ermöglicht nicht nur das Heben schwerer Lasten, sondern auch fein abgestimmte Bewegungen, die uns im Alltag oft gar nicht bewusst sind.

Du kannst dir das vorstellen wie ein Netz, das aus mehreren Schichten besteht. Während die großen, oberflächlichen Muskeln vor allem für die groben Bewegungen und die Kraftübertragung zuständig sind, erfüllen die tieferen, kleineren Muskeln eine andere, ebenso wichtige Funktion. Wissenschaftliche Untersuchungen haben gezeigt, dass diese Muskeln hauptsächlich für die Propriozeption zuständig sind, das heißt für das Wahrnehmen der Stellung und Bewegung des eigenen Körpers im Raum. Dieses feine Gefühl für die Positionierung ist essenziell für unsere Koordination und Bewegungskontrolle.

Interessanterweise zeigen Studien, dass es nicht notwendig ist, diese tieferen Muskeln explizit zu trainieren, um eine bessere Stabilität im Rücken zu erreichen. Tatsächlich braucht es gar nicht viel Muskelaktivität, um die Wirbelsäule zu stabilisieren. So bedarf es gerade mal drei Prozent der maximalen Muskelaktivierung, um die Wirbelsäule zu stabilisieren, wenn 32 Kilo auf ihr lasten.[16] Der Grund dafür ist, dass die Wirbelsäule auch ohne umgebende Muskulatur schon eine inhärent stabile Struktur ist. Es reicht also aus, die größeren Muskelgruppen zu trainieren, um sowohl Stabilität als auch Flexibilität zu gewährleisten.

GELENKE

Gelenke in deinem Körper ermöglichen dir eine Vielzahl von Bewegungen, wie das Gehen, das Greifen von Gegenständen oder das Nicken mit dem Kopf. Stell dir ein Gelenk wie ein Scharnier vor, das den Bewegungsraum zwischen zwei Knochen ermöglicht. Diese Knochen sind nicht direkt miteinander verbunden, sondern werden durch Bänder, die wie starke Seile wirken, an Ort und Stelle gehalten. Diese

Bänder sorgen für die nötige Stabilität und unterstützen das Gelenk dabei, seine Funktion richtig auszuüben. An den Berührungspunkten der Knochen befindet sich eine Schicht aus Knorpel, die für eine glatte Oberfläche sorgt und die Bewegungen erleichtert. Zusätzlich gibt es in den Gelenken eine Art Schmierflüssigkeit, die wie Öl in einem Motor wirkt. Diese Flüssigkeit sorgt für reibungslose Bewegungen im Gelenk.

Die Muskeln, die an den Gelenken ansetzen, ermöglichen durch ihre Kontraktion und Entspannung das Bewegen deiner Arme und Beine und deines Rückens. Deine Gelenke sind zudem mit Sensoren ausgestattet, die ständig Informationen über die Position deines Körpers an dein Gehirn senden, was dir hilft, dich zu koordinieren und das Gleichgewicht zu halten. Gelenke sind entscheidend für fast jede Bewegung, die du machst – sie ermöglichen dir das Laufen, Springen, Schreiben und Winken.

Die Ernährung deiner Gelenke funktioniert ähnlich wie ein Schwamm, der sich vollsaugt und wieder ausgepresst wird. In deinen Gelenken gibt es eine spezielle Flüssigkeit, oft als Gelenkflüssigkeit bezeichnet, die sehr wichtig ist, um deine Gelenke geschmeidig zu halten.

Der Knorpel in deinen Gelenken – das weiche Material, das die Enden deiner Knochen bedeckt – hat keine eigene Blutversorgung. Daher ist er auf die Gelenkflüssigkeit angewiesen, um Nährstoffe zu bekommen. Wenn du dich bewegst und Druck auf deine Gelenke ausübst, wird die Gelenkflüssigkeit in den Knorpel gepresst. Lässt der Druck nach, gibt der Knorpel die Flüssigkeit wieder frei. Dieser Wechsel von Belastung und Entlastung hilft, den Knorpel mit lebenswichtigen Nährstoffen zu versorgen. Ein ausgewogenes Verhältnis zwischen regelmäßiger Belastung durch Bewegung und Sport sowie Erholung ist wichtig, um die Gesundheit deiner Gelenke zu unterstützen.

FASZIEN

Faszien, die in der medizinischen Forschung lange übersehen wurden, haben in jüngster Zeit erhebliche Anerkennung erfahren. Dieses weitläufige bindegewebige Netzwerk, das sich durch unseren gesamten Körper zieht und wie eine Zwiebel aus mehreren Schichten besteht, spielt eine entscheidende Rolle in einer Vielzahl von Funktionen, die sowohl anatomisch als auch neurophysiologisch sind. Anatomisch gesehen bieten Faszien Struktur und Form für unseren Körper. Allerdings umgeben und verbinden sie nicht nur Muskeln, Organe und Knochen miteinander, sondern sorgen auch für deren glatte und effiziente Bewegung. Diese Gleitfähigkeit reduziert Reibung und erleichtert die Bewegung. Faszien sind Hüllschichten für Muskeln und teilweise auch Ansatzstellen für Bindegewebsstrukturen von Muskeln. Damit sind sie essenziell für die Übertragung von Muskelkraft auf andere Körperteile, wodurch koordinierte Bewegungen erst möglich werden. Neurophysiologisch gesehen sind Faszien ein komplexes Sinnesorgan. Sie sind mit einer Vielzahl von propriozeptiven Rezeptoren bestückt, insbesondere Mechanorezeptoren. Das bedeutet, dass sie uns helfen, die Position unseres Körpers im Raum zu erkennen und anzupassen.

DIE VERKLEBTEN FASZIEN

Nicht wenige Menschen denken, dass Faszien manchmal verkleben können, was Schmerzen oder eingeschränkte Beweglichkeit verursacht. Aber wenn man sich wissenschaftliche Daten anschaut, wie zum Beispiel in der Datenbank PubMed, findet man kaum Beweise für solche Verklebungen bei Faszien, es sei denn, sie stehen im Zusammenhang mit Operationen oder bestimmten Krankheiten. Es sieht so aus, als ob viele dieser Aussagen über Faszienverklebungen eher auf persönlichen Meinungen und Erfahrungen basieren als auf echten wissenschaftlichen Fakten.

Wie erklärt man sich dann, dass Menschen sich nach bestimmten Therapien, die diese Verklebungen behandeln sollen, oft besser fühlen? Die Antwort könnte in etwas liegen, das man Neuromodulation nennt. Das bedeutet, dass manchmal, wenn auf eine bestimmte Stelle Druck ausgeübt wird, dies den Schmerz überlagern und verringern kann. Selbst bekannte Forscher im Bereich der Faszien, wie Robert Schleip, haben mittlerweile erkannt, dass Faszien durch Dehnungen oder Hilfsmittel wie Faszienrollen nicht so einfach strukturell verändert werden können. In einer Studie fand er heraus, dass man mehr als 400 Kilo Druck brauchen würde, um die Faszie am Fuß nur um ein Prozent zu verändern.[17] Eine gute, wissenschaftlich fundierte Behandlung von Muskelschmerzen sollte auf vielen verschiedenen Aspekten basieren, nicht nur auf dem Gedanken, Verklebungen zu lösen. Wie komplex Schmerz tatsächlich ist, wird im nächsten Kapitel genauer erklärt.

KAPITEL 2

SCHMERZ – KOMPLEX, **ABER NICHT KOMPLIZIERT**

NUR IN DEINEM KOPF?

Wenn dir schon einmal gesagt wurde „Wir können auf Ihrem MRT nichts Auffälliges erkennen. Der Schmerz ist nur in Ihrem Kopf", dann bist du einem verbreiteten Missverständnis über Schmerz begegnet. Solche Aussagen zeigen, dass manche Menschen die wahre Natur von Schmerzen nicht verstehen.

Nichts anderes ist es, wenn jemand dir sagen würde, dass du dir nur einbildest, etwas Saures zu schmecken, wenn du gerade in eine Zitrone beißt. Das wäre doch absurd, oder? Gemäß der Definition der International Association For Study Of Pain (IASP) ist Schmerz „eine unangenehme sensorische und emotionale Erfahrung, die mit tatsächlichen oder potenziellen Gewebeschäden verbunden ist oder dieser ähnelt".[18]

Genau wie der Geschmack einer sauren Zitrone ist Schmerz ein Phänomen, welches wir real in unserem Körper wahrnehmen. Betrachten wir zum Beispiel die Hitze, die wir spüren, wenn wir uns in der Nähe eines Feuers befinden – eine klare, physische Empfindung. Andererseits gibt es das Gefühl der Nervosität vor einem wichtigen Ereignis, das wir ebenso intensiv, jedoch auf einer emotionalen Ebene erleben. Beide sind real, aber ihre Ursprünge und Auswirkungen auf unseren Körper und Geist sind unterschiedlich.

Ganz ähnlich verhält es sich mit der Angst. Sie mag vorrangig als emotionale Reaktion erscheinen, doch auch sie kann physische Symptome wie Herzrasen oder Zittern hervorrufen. Dies zeigt, dass die Grenzen zwischen physischen und emotionalen Empfindungen oft verschwimmen. Schmerz beinhaltet sowohl die unmittelbare, physische Empfindung als auch die emotionale Reaktion darauf. Somit ist es unzutreffend zu behaupten, dass Schmerz nur eine Einbildung sei. Er ist eine komplexe Erfahrung, die sowohl den Körper als auch den Geist betrifft, genau wie der Nervenkitzel vor einer Herausforderung oder die Hitze eines nahen Feuers.

GRUNDLAGEN DER SCHMERZPHYSIOLOGIE

Missverständnisse über Schmerz sind weit verbreitet und führen oft zu Frustration und Leiden bei Betroffenen. Es ist an der Zeit, überholte Vorstellungen über Bord zu werfen und die neuesten wissenschaftlichen Erkenntnisse über Schmerz zu akzeptieren und zu verstehen. Nur so können Menschen, die unter Schmerzen leiden, lernen, bestmöglich damit umzugehen. Das Gegenteil, also die Missachtung oder Verharmlosung ihrer Schmerzen, kann nachhaltig negative Auswirkungen auf die Psyche, das soziale Leben und die biologischen Prozesse des Körpers haben.

VIELSEITIGER INFORMATIONSGEBER IN UNSEREM KÖRPER – NOZIZEPTION

Der Prozess, bei dem dein Körper schädliche oder potenziell schädliche Reize, wie extreme Hitze oder Kälte, aber auch chemische und mechanische Reize erkennt und darauf reagiert, nennt sich Nozizeption. Dies geschieht durch ein Netzwerk, das als nozizeptiver Apparat bezeichnet wird. Dieser Apparat besteht zum Teil aus spezialisierten Nervenenden in allen möglichen Körpergeweben, den sogenannten Nozizeptoren, die in der Lage sind, verschiedene Formen von potenziell schädlichen Reizen zu erkennen. Es ist wichtig zu verstehen, dass Nozizeption nicht immer Schmerz bedeutet. Tatsächlich ist sie ein Teil der normalen alltäglichen Empfindungen.

Ein Beispiel dafür erlebst du, während du gerade dieses Buch liest. Lenke deine Aufmerksamkeit einmal auf deine Sitzfläche. Der Druck, den du auf deinem Gesäß spürst, ist ein Produkt der Nozizeption, eine sensorische Information, die von deinen Nerven an dein Gehirn weitergeleitet wird, ohne dass sie als Schmerz empfunden wird.

An diesem Beispiel sehen wir, dass der sogenannte nozizeptive Apparat ständig aktiv ist und dir dabei hilft, deine Umwelt zu verstehen und darauf zu reagieren.

Ganz anders, wenn du etwa eine heiße Herdplatte berührst: Auf diesen thermischen Reiz reagieren die Nozizeptoren in deiner Haut deutlich intensiver. Sie senden eine Nachricht – in Form eines starken elektrischen Signals – durch die Nervenbahnen zu deinem Rückenmark und von dort aus weiter an dein Gehirn, das direkt einen

Schmerz empfindet, ohne dass es Zeit für Interpretation hat. Deine Hand ziehst du dabei reflexartig zurück, um eine Verbrennung zu vermeiden.

Der nozizeptive Apparat spielt also auch eine entscheidende Rolle dabei, deinen Körper vor Verletzungen oder Gefahren zu schützen, indem er intensive Reize erkennt und automatisch darauf reagiert, um dich von der Schadensquelle zu entfernen oder aus ihr zu befreien. Dieser tief in uns verwurzelte und automatisierte Mechanismus hilft dir also, dich in deiner Umwelt sicher zu bewegen und deine körperliche Integrität zu bewahren.

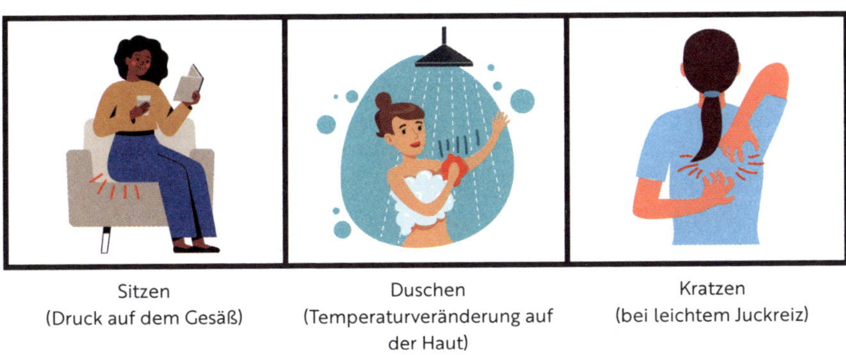

Sitzen
(Druck auf dem Gesäß)

Duschen
(Temperaturveränderung auf der Haut)

Kratzen
(bei leichtem Juckreiz)

Nozizeption bedeutet nicht immer Schmerz, sondern ist Teil unserer alltäglichen Wahrnehmung.

Es gibt jedoch auch Fälle, in der der nozizeptive Apparat aktiviert und eine intensive Schmerzerfahrung hervorgerufen wird, selbst wenn kein klar erkennbarer äußerer Schadensreiz vorliegt, keine Verletzung oder Gefahr. Dieses Phänomen ist ein komplexes und faszinierendes Thema, auf das wir später noch genauer eingehen werden.[19]

SCHMERZWAHRNEHMUNG

Die Wahrnehmung von Schmerz ist ein facettenreiches und tiefgreifendes Erlebnis, das weit über die bloße körperliche Empfindung hinausgeht. Wenn wir Schmerz erfahren, wird nicht nur ein Signal von einem Gewebe durch unser Nervensystem an das Gehirn gesendet, sondern es entsteht auch ein komplexes Zusammenspiel von emotionalen, psychologischen und sozialen Prozessen, die unsere individuelle Schmerzerfahrung prägen. Schmerz ist nicht nur ein Alarm, der uns auf eine Verletzung oder eine Bedrohung aufmerksam macht, sondern auch ein Erlebnis, das tief in unseren emotionalen und kognitiven Zustand eingreift.

Nehmen wir als Beispiel jemanden, der unter chronischen Rückenschmerzen leidet. Diese Person könnte feststellen, dass ihre Schmerzwahrnehmung variiert, je nachdem, ob sie sich in einem unterstützenden Umfeld befindet oder Stress und Ängsten ausgesetzt ist. In stressigen Zeiten könnten die Schmerzen als intensiver und belastender wahrgenommen werden, während Entspannung und positive Interaktionen die Schmerzwahrnehmung zum Positiven beeinflussen können.

Wie wir Schmerz wahrnehmen und damit umgehen, wird von einer Vielzahl von Faktoren beeinflusst. Unsere bisherigen Erfahrungen mit Schmerzen, unsere emotionalen Zustände, unsere Erwartungen und Ängste sowie der Kontext, in dem der Schmerz auftritt, spielen allesamt eine Rolle. Zwei Menschen können denselben nozizeptiven Reiz völlig unterschiedlich erleben. Was für den einen eine erträgliche Unannehmlichkeit ist, kann für den anderen unerträglich und lähmend sein. Diese Unterschiede in der Schmerzwahrnehmung können auch durch kulturelle, geschlechtsspezifische und altersbedingte Faktoren beeinflusst werden, die unsere Einstellung zum Schmerz und unsere

Fähigkeit, damit umzugehen, prägen. Einige Menschen entwickeln hilfreiche Strategien zur Bewältigung von Schmerzen, indem sie beispielsweise Ablenkung, Entspannungstechniken oder positive Selbstgespräche nutzen. Andere könnten Schwierigkeiten haben, adäquate Bewältigungsmechanismen zu finden, und erleben möglicherweise intensivere oder länger anhaltende Schmerzen als Folge. Darüber hinaus kann die soziale Umgebung, in der wir uns befinden, und die Unterstützung, die wir erhalten, einen erheblichen Einfluss darauf haben, wie wir Schmerzen verarbeiten und bewältigen. Ein unterstützendes Netzwerk kann dazu beitragen, das Erlebnis des Schmerzes zu mildern, während Isolation oder Missverständnisse seitens der Umgebung die Schmerzerfahrung intensivieren können.[20] Es ist daher entscheidend, Schmerz nicht nur als isoliertes physisches Phänomen zu betrachten, sondern als eine tiefgreifende Erfahrung, die von einer Vielzahl von internen und externen Faktoren beeinflusst wird und die eine individuelle und empathische Herangehensweise in der Betreuung und Unterstützung erfordert.[21]

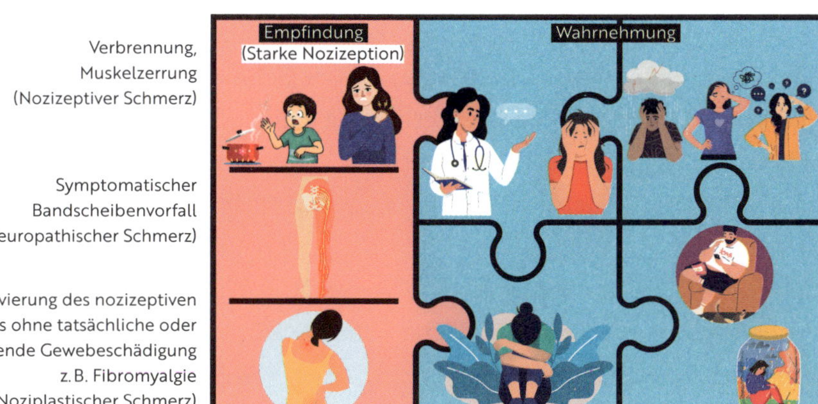

Schmerzwahrnehmung ist individuell und wird von psychosozialen Faktoren beeinflusst, wobei Reaktionen darauf langfristig die Empfindung ändern können.

SCHMERZARTEN

Schmerz ist ein Gefühl, das jeder von uns kennt – ein universelles menschliches Erlebnis, das uns verbindet, unabhängig von unserer Herkunft oder Identität. Aber warum fühlt er sich manchmal so unterschiedlich an? Die IASP unterscheidet drei Hauptarten von Schmerz: nozizeptiver Schmerz, neuropathischer Schmerz und noziplastischer Schmerz, wobei jede Form ihre eigenen Charakteristika und Mechanismen aufweist. Wichtig ist zu verstehen, dass diese Schmerzarten nicht immer isoliert voneinander auftreten und dass es häufig Überschneidungen und Wechselwirkungen zwischen ihnen gibt. In den folgenden Abschnitten werden wir diese verschiedenen Schmerzarten näher betrachten und erörtern, wie sie unser Erleben und unseren Umgang mit Schmerzen beeinflussen können.

Nozizeptiver Schmerz

Nozizeptiver Schmerz entsteht, wenn spezielle Nozizeptoren, wie Druck-, Chemo- oder Thermorezeptoren, in unserem Körper durch äußere Einflüsse wie Verletzungen, Entzündungen oder mechanische Belastung aktiviert werden, als Reaktion also auf eine tatsächliche oder drohende Gewebeschädigung. Dieser Schmerztyp ist oft akut und verschwindet, sobald die Verletzung heilt oder die Bedrohung vorüber ist, er kann aber auch chronisch werden, wenn die schädigenden Reize andauern.

Stell dir vor, du machst einen Spaziergang im Wald und trittst auf einen spitzen Stein. Der plötzliche, scharfe Schmerz, den du in deinem Fuß fühlst, ist ein Beispiel für nozizeptiven Schmerz. Oder du bist beim Grillen und berührst versehentlich den heißen Grillrost. Der brennende Schmerz, der sofort folgt, ist nozizeptiv. Er ist eine direkte Reaktion deines Körpers auf eine klare äußere Bedrohung oder Verletzung.

Neuropathischer Schmerz

Neuropathischer Schmerz hingegen resultiert aus einer Schädigung oder Fehlfunktion des Nervensystems selbst. Es ist, als würde ein Draht in einem elektrischen System einen Kurzschluss haben. Dieser Schmerz kann oft als brennend, kribbelnd oder stechend beschrieben werden und ist nicht immer direkt mit einem initialen Trauma oder einer Schädigung verbunden. Neuropathischer Schmerz kann auch durch Mechanismen im Rückenmark beeinflusst werden und mit anderen Schmerzarten interagieren.

Stell dir vor, du wachst mitten in der Nacht mit einem stechenden Schmerz in deinem Bein auf, obwohl du dich nicht verletzt hast. Ein weiteres bekanntes Beispiel hierfür ist das Gefühl von „Phantomschmerzen", bei dem Menschen, die ein Körperteil verloren haben, Schmerzen in genau diesem fehlenden Körperteil spüren, weil die Nerven, die zu ihm führten, immer noch Signale an das Gehirn senden. Außer durch Amputationen und Verletzungen kann neuropathischer Schmerz auch durch verschiedene Krankheiten verursacht werden. Bei Diabetes, der Blutzuckerkrankheit, kann etwa eine „diabetische Neuropathie" entstehen, die Nervenschäden verursacht und brennende Schmerzen, Kribbeln oder Taubheitsgefühle hervorruft. Infektionen wie Gürtelrose, neurologische Erkrankungen wie Multiple Sklerose oder Schädigungen des Rückenmarks können ebenfalls zu anhaltenden neuropathischen Schmerzen führen. Bei einem Bandscheibenvorfall beengt eine Schwellung und Raumforderung in der Wirbelsäule einen Nerv, was einen brennenden oder elektrisierenden Schmerz verursachen kann, der sich von der Wirbelsäule bis in die Beine erstreckt.[22][23]

Noziplastischer Schmerz

Noziplastischer Schmerz ist eine neuere Kategorie von Schmerz, die vielleicht etwas schwieriger zu verstehen ist. Dieser Schmerztyp entsteht durch eine Veränderung in der Art und Weise, wie das Nervensystem funktioniert, ohne dass eine offensichtliche Ursache wie eine Verletzung oder Nervenschädigung vorliegt. Ein wichtiger Aspekt hierbei ist die ‚zentrale Sensibilisierung'. Das bedeutet, dass das Schmerzempfindungssystem des Körpers – ohne direkte Verletzung – überempfindlich reagiert. Noziplastischer Schmerz kann neben anderen Schmerzarten existieren und beeinflusst oft deren Stärke und Dauer.

Ein alltägliches Beispiel könnte chronischer Rückenschmerz sein, bei dem bildgebende Verfahren wie MRTs oder Röntgenaufnahmen keinen offensichtlichen Grund für den Schmerz zeigen. Diese Art von Schmerz kann mit der Zeit stärker werden und sich auf andere Bereiche ausbreiten, obwohl keine klaren Anzeichen für Entzündungen oder Verletzungen erkennbar sind.

Die Diagnose von noziplastischem Schmerz kann aus diesen Gründen herausfordernd sein und sollte auf einer sorgfältigen Anamnese und Untersuchung der Symptome der Patient:innen beruhen. Ärzt:innen müssen andere Schmerzursachen ausschließen und auf die spezifischen Merkmale des noziplastischen Schmerzes achten, wie etwa eine Ausbreitung des Schmerzes über das ursprüngliche Gebiet hinaus oder eine erhöhte Schmerzempfindlichkeit ohne offensichtliche physische Ursache. Bei dieser Art von Schmerz wird dein zentrales Nervensystem überaktiv. Es ist, als würde es die Lautstärke deiner Schmerzen erhöhen, obwohl der eigentliche „Lärm" – die Verletzung oder Entzündung – gar nicht mehr vorhanden ist. Einige Menschen mit Krankheiten wie Fibromyalgie erleben diese Art des Schmerzes. Sie spüren Schmerzen in verschiedenen Teilen ihres Körpers, obwohl keine klare Verletzung vorliegt.[24][25]

SCHMERZEN ALS ZUVERLÄSSIGE MELDER VON SCHMERZEN – DER IRRWEG DER BIOMECHANIK

Seit Jahrhunderten haben Menschen versucht, das Phänomen des Schmerzes zu verstehen. Ein Großteil dieses Verständnisses basierte auf dem biomechanischen Modell: Wenn du Schmerzen verspürst, muss es eine physische Ursache dafür geben. Ein gebrochener Knochen, eine gezerrte Muskulatur oder ein Bandscheibenvorfall – all diese biomechanischen Probleme können zweifellos Schmerzen verursachen. Doch in der heutigen Zeit, in der Wissenschaft und Medizin immer weiter fortgeschritten sind, erkennen wir, dass dieses Modell allein nicht ausreicht, um die Komplexität von jedem Schmerz in ihrer Gänze zu erfassen.

Zunächst einmal ist es wichtig zu betonen, dass das biomechanische Modell nicht grundsätzlich falsch ist. Es ist lediglich unvollständig.

Wenn du beispielsweise deinen Finger in eine Flamme hältst, wirst du sofort einen scharfen, brennenden Schmerz verspüren. Dieser Schmerz ist eine direkte Reaktion des nozizeptiven Apparates aufgrund der Hitze, die die Zellen deiner Haut schädigt. In solchen Fällen ist das biomechanische Modell absolut zutreffend.

Problematisch wird es jedoch, wenn wir versuchen, alle Schmerzerfahrungen durch dieses Modell zu erklären. Nehmen wir das Beispiel von jemandem, der an chronischen Rückenschmerzen leidet. Ein MRT und eine Röntgenaufnahme könnten zeigen, dass es keine offensichtlichen Verletzungen oder Schäden gibt. Dennoch ist der Schmerz real und oft lähmend. Wie kann das biomechanische Modell dies erklären?

Hier kommen die anderen Arten von Schmerz ins Spiel, insbesondere neuropathische und noziplastische Schmerzen, die entstehen, wenn das zentrale Nervensystem in unserem Rückenmark überempfindlich reagiert. Es gibt keine klare physische Ursache, aber das Nervensystem sendet dennoch nozizeptive Signale.

Zudem klammert eine rein biomechanische Betrachtung von Schmerz die psychologischen, emotionalen und sozialen Aspekte aus. Stress, Angst und Depression können verändern, wie wir Schmerzen wahrnehmen.

All dies zeigt, dass das biomechanische Modell, obwohl es in vielen Fällen zutreffend ist, nicht das gesamte Bild des Schmerzes zeigt. Es ist ein nützliches Werkzeug, aber es sollte nicht das einzige Werkzeug in unserem Arsenal sein, wenn es darum geht, Schmerzen zu verstehen und zu behandeln. Es ist auch wichtig zu betonen, dass die Tatsache, dass ein Schmerz nicht durch das biomechanische Modell erklärt werden kann, nicht bedeutet, dass er „eingebildet“ oder „nicht real“ ist. Schmerz ist immer real, unabhängig von seiner Ursache. Es ist eine subjektive Erfahrung, die von vielen Faktoren beeinflusst wird, einschließlich unserer physischen Gesundheit, unserer psychologischen Verfassung, unseres sozialen Lebens und unseres Umfelds. In der modernen Medizin und Physiotherapie wird zunehmend erkannt, dass ein ganzheitlicher Ansatz zur Schmerzbehandlung erforderlich ist. Anstatt sich nur auf physische Behandlungen wie Medikamente oder Operationen zu konzentrieren, sollten Therapeut:innen auch psychologische und soziale Faktoren berücksichtigen. Techniken wie Achtsamkeit, Meditation und kognitive Verhaltenstherapie haben sich beispielsweise als wirksam bei der Behandlung von Schmerzen erwiesen, die nicht durch das biomechanische Modell erklärt werden können.

DER EMPFINDUNGSTEIL VON SCHMERZ

Obwohl wir Schmerz oft als unerwünscht und störend empfinden, spielt er eine entscheidende Rolle in unserem Überlebensinstinkt. Er warnt uns in gefährlichen Situationen vor potenziellen Gefahren und schützt unseren Körper vor weiteren Schäden. Manchmal entsteht Nozizeption zusammen mit einer Schmerzerfahrung aber auch in Situationen, in denen keine offensichtlichen Gefahren vorliegen, womit die Funktion des Schutzes vor Schäden verloren geht. Um das komplexe Phänomen des Schmerzes genauer zu verstehen, müssen wir seine zwei Hauptkomponenten betrachten: die Empfindung und die Wahrnehmung.

Die Empfindung von Schmerz ist das unmittelbare physische Gefühl, das wir erleben, wenn unser Körper auf einen schädlichen Reiz reagiert. Denken wir noch einmal an die heiße Herdplatte zurück oder an das Empfinden, wenn du dir den Zeh an einem Möbelstück stößt und brichst. In beiden Fällen ist die Art von Schmerzempfindung fest in unserem Nervensystem verankert und dient dazu, uns vor weiteren Verletzungen zu schützen.

Da die Empfindung von Schmerz eine biologische und reflexartige Reaktion ist, kann sie nicht erlernt oder verlernt werden. Sie ist ein integraler Bestandteil unseres Überlebensmechanismus, tief in unserer Neurobiologie verankert, und hat sich im Laufe der Evolution entwickelt. Insbesondere in Bezug auf chronischen Schmerz kursieren Hypothesen darüber, dass er „gelernt" sei und man ihn einfach wieder „verlernen" könnte. Dass diese Behauptungen allerdings nicht nur der grundlegenden Schmerzphysiologie widersprechen, sondern auch reale Risiken für Betroffene darstellen, ist vielen nicht bewusst – dazu später mehr.

SCHMERZEMPFINDEN, OBWOHL KEINE VERLETZUNG VORLIEGT – EINBLICK IN UNSER INTERNES ALARMSYSTEM

Manchmal spielt der nozizeptive Apparat verrückt. Es ist, als würde dein Rauchmelder Alarm schlagen, obwohl gar kein Feuer ausgebrochen ist. Dabei verursachen Stress, chronische Entzündungen, Autoimmunerkrankungen, genetische Faktoren oder Lebensstilentscheidungen eine Überproduktion von Botenstoffen wie Zytokinen: Botenstoffe in unserem Körper, die Schmerzempfindungen auslösen können, selbst wenn keine tatsächliche Verletzung vorliegt.[26]

CHRONISCHE SCHMERZEN – DIE ROLLE VON GENETIK UND EPIGENETIK

Chronische Schmerzen, definiert als anhaltende oder wiederkehrende Schmerzen, die über einen Zeitraum von mehreren Monaten andauern, sind nicht nur ein Symptom, sondern eine eigene, komplexe Erkrankung. Sie werden nicht nur durch offensichtliche physische Faktoren, sondern vor allem durch genetische und epigenetische Komponenten beeinflusst. Diese Faktoren können eine entscheidende Rolle bei der Entstehung, Aufrechterhaltung und Behandlung von chronischen Schmerzen spielen und bieten eine Erklärung dafür, warum der Schmerz manchmal anhält, selbst wenn der ursprüngliche Auslöser beseitigt wurde und alles „richtig" gemacht wird.

GENETISCHE FAKTOREN

Stell dir vor, deine Gene sind wie ein detailliertes Handbuch, das bestimmt, wie dein Körper auf verschiedene Dinge reagiert, einschließlich Schmerzen. Manche Menschen haben aufgrund ihrer genetischen Anlagen eine höhere Wahrscheinlichkeit, nach einer Verletzung chronische Schmerzen zu entwickeln. Das liegt daran, dass bestimmte Variationen in ihren Genen sie empfindlicher auf Schmerzen machen oder ihre Reaktion auf Schmerzmittel beeinflussen.

Neben den Genen selbst gibt es auch etwas, das wir „Epigenetik" nennen. Das ist eine Fachrichtung der Biologie, die sich damit beschäftigt, welche Faktoren deine Gene beeinflussen, warum sich deine Zellen also wie entwickeln können. Fast so, als würde man „Lesezeichen“ in dein genetisches Handbuch einlegen oder bestimmte Seiten hervorheben. Diese Lesezeichen sind keine Änderungen deiner DNA, sondern sie beeinflussen, wie deine Gene genutzt werden. Zum Beispiel können durch epigenetische Prozesse wie DNA-Methylierung (wo kleine Moleküle an deine DNA angehängt werden) oder Histone-Modifikation (Veränderungen in den Proteinen, die deine DNA organisieren) bestimmte Gene ein- oder ausgeschaltet werden. Wenn Gene, die mit der Schmerzverarbeitung zu tun haben, durch diese Prozesse beeinflusst werden, kann das dazu führen, dass du Schmerzen stärker fühlst oder dass sie länger anhalten. Es ist also nicht so, dass du die Empfindung von Schmerzen „lernst“ oder „verlernst“, sondern dass aufgrund dieser genetischen und epigenetischen Prozesse dein Körper Schmerzen anders verarbeitet. Einmal aktiviert, können diese epigenetischen „Schalter“ dazu führen, dass nozizeptive Signale weiterhin gesendet werden, auch wenn der ursprüngliche schädigende Reiz nicht mehr vorhanden ist. Dies könnte eine Erklärung dafür sein, warum chronische Schmerzen auch nach der Heilung einer Verletzung bestehen bleiben.[27 28 29 30 31]

CHRONISCHEN SCHMERZ „VERLERNEN“?

Chronische Schmerzen sind eine belastende und oft missverstandene Erfahrung für viele Menschen weltweit. In der Suche nach Lösungen und Erklärungen für diese anhaltenden Schmerzen sind einige Narrative entstanden, die nicht nur wissenschaftlich fragwürdig sind, sondern auch das Potenzial haben, den Betroffenen weiteren Schaden zuzufügen. Ein solches Narrativ ist die Vorstellung, dass chronischer Schmerz ein „gelernter“ Zustand sei, der einfach „verlernt“ werden könne. Doch welche Risiken birgt diese Perspektive für Menschen mit chronischen Schmerzen?

Ein Widerspruch zur Schmerzphysiologie

Die Idee, dass Schmerzen „verlernt" werden können, ignoriert die komplexe Biologie chronischer Schmerzen. Zu sagen, dass das Gehirn auf Grundlage von nozizeptiven Reizen entscheidet, ob Schmerz entsteht oder nicht, wäre so sinnvoll wie die Behauptung – um einmal bei unserem bereits aufgegriffenen Beispiel mit der Zitrone zu bleiben –, dass diese Frucht nicht wegen ihrer chemischen Eigenschaften sauer schmeckt, sondern weil das Gehirn sich entscheidet, den sauren Geschmack zu produzieren. Es sind die nozizeptiven Reize, ob peripher oder zentraler Herkunft, die den Empfindungsteil von Schmerz verursachen, während das Gehirn diese Informationen lediglich verarbeitet. Periphere nozizeptive Reize entstehen in unserem Körper an der Stelle, wo eine Verletzung oder ein Schmerzreiz auftritt, beispielsweise in einem verletzten Finger. Diese Reize werden durch Nozizeptoren erfasst und über Nervenbahnen an das Gehirn weitergeleitet. Zentrale nozizeptive Reize spielen sich hingegen nur im zentralen Nervensystem, also im Rückenmark, ab. Unsere bewusste Reaktion auf Schmerz – sei es Angst oder Gelassenheit – basiert auf unserer Interpretation und Verarbeitung dieser beiden Empfindungen, nicht auf einer Entscheidung des Gehirns, Schmerz zu ‚produzieren'. Wie zuvor erwähnt, sind chronische Schmerzen tief in der Neurophysiologie verankert und können durch genetische und epigenetische Faktoren beeinflusst werden. Diese Mechanismen sind nicht einfach durch kognitive oder verhaltensbezogene Strategien umkehrbar. Während wir Verhaltensweisen und Reaktionen in Bezug auf Schmerz durch Erfahrungen und Konditionierung entwickeln können, bleibt die sensorische Qualität des chronischen Schmerzes, die Empfindung, unabhängig von diesen Lernprozessen. Das bedeutet, dass obwohl unser Verhalten und unsere Reaktionen auf chronische Schmerzen modifiziert werden können, die direkte Empfindung des Schmerzes eine konstante und unmittelbare Erfahrung bleibt, die nicht durch Lernprozesse verändert wird.

DIE UNSICHTBARE GEFAHR – GASLIGHTING

Gaslighting bezieht sich auf eine Form der psychologischen Manipulation, bei der Menschen dazu gebracht werden, ihre eigene Wahrnehmung oder Realität infrage zu stellen. Im Kontext von chronischen Schmerzen kann das Narrativ des „Verlernens" von Schmerzen eine Form des Gaslighting darstellen. Wenn Betroffene ständig hören, dass ihre Schmerzen „gelernt" sind und sie „einfach" Strategien zum „Verlernen" anwenden müssen, kann dies dazu führen, dass sie ihre eigene Erfahrung und die Wahrnehmung ihrer Schmerzen anzweifeln.

Mögliche negative Auswirkungen

Selbstzweifel und Schuld: Betroffene können beginnen, sich selbst die Schuld für ihre Schmerzen zu geben, wenn sie den Schmerz nicht „verlernen" können, was zu Selbstzweifel und Selbstvorwürfen führen kann.

Verschlechterung des Zustands: Der Stress und die Frustration, die durch den Versuch, den Schmerz „verlernen" zu wollen, entstehen, könnten tatsächlich zu einer Verschlechterung des Schmerzzustands führen.

Vermeidung von Hilfe suchendem Verhalten: Menschen könnten zögern, weitere Hilfe oder Behandlung zu suchen, aus Angst, nicht ernst genommen oder erneut mit Gaslighting konfrontiert zu werden.

Psychische Belastung: Das ständige Infragestellen der eigenen Schmerzerfahrung kann zu einer erheblichen psychischen Belastung führen, einschließlich Angst und Depression.[32]

SCHMERZEN ANERKENNEN – DIE KRAFT DER VALIDIERUNG

Validierung – das Anerkennen und Bestätigen der Erfahrungen und Gefühle einer Person – ist ein grundlegender Schritt auf dem Weg zu einem besseren Verständnis und zur Verbesserung von Gesundheitszuständen, einschließlich chronischer Schmerzen.

Diese Praxis ist nicht nur in der Schmerztherapie, sondern auch in anderen Bereichen wie beispielsweise der Trauerbewältigung von zentraler Bedeutung. Die Validierung der Erfahrungen von Menschen mit chronischen Schmerzen ist entscheidend, da sie oft mit Unsichtbarkeit und Missverständnissen kämpfen. Viele Betroffene fühlen sich unverstanden, da ihre Schmerzen nicht immer offensichtliche körperliche Ursachen haben oder von anderen wahrgenommen werden können. Wenn Gesundheitsdienstleister und Therapeut:innen die Schmerzen ihrer Patient:innen anerkennen und bestätigen, helfen sie, ein Umfeld des Vertrauens und der Offenheit zu schaffen. Dies ist der erste Schritt, um wirksame, individuell angepasste Behandlungsstrategien zu entwickeln. Die Validierung beinhaltet das aktive Zuhören und das Bemühen, die Perspektive des/der Betroffenen wirklich zu verstehen. Es geht darum, Empathie zu zeigen und die Gefühle und Erfahrungen der Patient:innen als real und bedeutsam anzuerkennen.

Diese Herangehensweise fördert die therapeutische Beziehung und stärkt das Gefühl der Selbstwirksamkeit bei den Betroffenen. Darüber hinaus ermöglicht die Validierung eine genauere und ganzheitlichere Einschätzung des Schmerzzustands. Sie unterstützt die Entwicklung von Behandlungsplänen, die auf die spezifischen Bedürfnisse und Lebensumstände des/der Einzelnen zugeschnitten sind. Durch die Anerkennung der einzigartigen Erfahrungen jedes/jeder Patient:in können Therapeut:innen evidenzbasierte, aber zugleich personalisierte Interventionen anbieten, die die Lebensqualität verbessern, ohne die gemachten Erfahrungen „wegzuwischen“.

In der Praxis bedeutet dies, kontinuierlich aktuelle Forschungsergebnisse zu integrieren und gleichzeitig ein tiefes Verständnis für die vielschichtigen Aspekte chronischer Schmerzen zu entwickeln und zu bewahren. Die Betonung liegt auf einer sorgfältigen Kommunikation, die sowohl wissenschaftlich fundiert als auch empathisch ist.

DER FORMBARE WAHRNEHMUNGSTEIL VON SCHMERZ

Während die Empfindung von Schmerz konstant und unveränderlich ist, ist die Wahrnehmung von Schmerz subjektiv und kann durch eine Vielzahl von Faktoren beeinflusst werden. Die Wahrnehmung bezieht sich darauf, wie wir den Schmerz interpretieren und auf ihn reagieren.

Ein gutes Beispiel hierfür ist der Marathonläufer, der trotz schmerzender Muskeln und brennender Lungen weiterläuft. Obwohl er definitiv Schmerz empfindet, hat er gelernt, ihn nicht als Warnsignal zu sehen, sondern als Teil des Prozesses und als Zeichen dafür zu interpretieren, dass er an seine Grenzen geht. Ein anderes Beispiel ist die Geburt eines Kindes. Viele Frauen berichten, dass sie trotz der intensiven Schmerzen während der Wehen und Geburt eine Art „Rausch" oder „Euphorie" erleben. Dies liegt daran, dass ihr Körper Endorphine freisetzt, die als natürliche Schmerzmittel wirken. Außerdem kann die Vorfreude auf das Baby und die Unterstützung von geliebten Menschen die Wahrnehmung des Schmerzes verändern. Auch unsere kulturellen, sozialen und persönlichen Überzeugungen können unsere Schmerzwahrnehmung beeinflussen. In westlichen Kulturen wird oft erwartet, dass Männer Schmerzen stoisch ertragen, was mit traditionellen Vorstellungen von Männlichkeit verbunden ist, auch in Japan wird das stille Ertragen von Schmerz durch das Konzept des „Gaman" kulturell hoch geschätzt. Bei den Maori in Neuseeland kann das Ausdrücken von Schmerz und Emotionen als

Zeichen von Stärke gelten, während in einigen mittelöstlichen und mediterranen Kulturen das öffentliche Demonstrieren von Schmerz oder Trauer, besonders bei sozialen Ereignissen wie Beerdigungen, ein Ausdruck von Respekt und Verbundenheit ist.

Doch egal, welche Form körperlicher Schmerz findet: Das Wichtigste an seiner Wahrnehmung ist, dass diese durch Lernprozesse verändert werden kann. Mit der richtigen Ausbildung und Unterstützung können Menschen lernen, ihren Schmerz auf eine Weise wahrzunehmen, die ihnen hilft, besser damit umzugehen. Techniken wie Meditation, Achtsamkeit und kognitive Verhaltenstherapie haben sich als besonders wirksam erwiesen.

WEGE, UM DEN EMPFINDUNGSTEIL VON CHRONISCHEN SCHMERZEN ZU BEEINFLUSSEN

Auch wenn der Empfindungsteil des chronischen Schmerzes, der durch eine anhaltende Aktivierung des nozizeptiven Apparates hervorgerufen wird, nicht einfach durch kognitive Prozesse ‚verlernt' werden kann, so gibt es dennoch effektive Interventionen. Strategien, die Bewegung, Schlaf und Ernährung einbeziehen, spielen eine entscheidende Rolle bei der Regulierung von Entzündungsprozessen im Körper. Diese Regulierung kann wiederum einen signifikanten Einfluss auf die Aktivität des nozizeptiven Apparates und somit auf die Schmerzintensität ausüben. Im Kapitel 6 „Neue Wege in der Physiotherapie" zeige ich dir, wie du diese Bereiche in deinem Leben optimieren kannst, um so einen positiven Effekt auf deine Schmerzempfindung zu erzielen.

BEWEGUNG UND IHRE ANTIENTZÜNDLICHEN EFFEKTE

Sowohl Krafttraining als auch Ausdauerübungen haben zahlreiche positive Auswirkungen auf deinen Körper, die weit über lokale Effekte, wie Muskelwachstum, hinausgehen. Eine der bemerkenswertesten Wirkungen ist ihre Fähigkeit, Entzündungen im gesamten Körper zu reduzieren und zu normalisieren. Wenn du trainierst, setzt dein Körper Myokine frei, das sind spezielle Proteine mit entzündungshemmenden Eigenschaften. Sie beschränken sich nicht nur auf die Muskeln, in denen sie produziert werden, sondern gelangen in den Blutkreislauf und haben so potenziell positive Effekte auf den ganzen Körper.

Myokine können auf den nozizeptiven Apparat einwirken und dessen Aktivität modulieren. Das bedeutet, dass regelmäßiges Training nicht nur lokale Bereiche wie Muskeln und Gelenke beeinflusst, sondern auch zur allgemeinen Schmerzlinderung und Entzündungshemmung beitragen kann. Dies zeigt, wie umfassend die Vorteile von regelmäßiger körperlicher Aktivität sind, und unterstreicht die Bedeutung von Kraft- und Ausdauertraining für die allgemeine Gesundheit und das Wohlbefinden.[33][34] Im Folgenden sehen wir uns einige Schlüsselmechanismen an, durch die Bewegung Einfluss auf Schmerzen nehmen kann.

DIE CHEMISCHE WIRKUNG VON BEWEGUNG

Wenn du Sport treibst, werden verschiedene chemische Prozesse in Gang gesetzt. Zum einen werden dabei sogenannte Endocannabinoide freigesetzt. Das sind kleine Botenstoffe, die eine wichtige Rolle dabei spielen, wie wir Schmerz empfinden. Diese Substanzen wirken im Körper ähnlich wie Cannabis, indem sie an spezielle Rezeptoren im Nervensystem andocken und so die nozizeptiven Reize, die an das Gehirn gesendet werden, modulieren. Sie können dazu beitragen, die Intensität des Schmerzes zu verringern. Gleichzeitig gibt es noch zwei weitere wichtige Systeme in deinem Körper, die bei körperlicher Aktivität angeworfen werden und Schmerzen lindern können: das Opioid- und das Serotoninsystem. Opioide sind natürliche schmerzdämpfende Stoffe in deinem Körper, ähnlich wie die Schmerzmittel, die man manchmal vom Arzt bekommt. Serotonin ist ein Botenstoff, der oft mit dem Gefühl von Wohlbefinden in Verbindung gebracht wird. Diese chemischen Prozesse sind ein Teil dessen, was regelmäßiges körperliches Training so effektiv macht, um nicht nur die körperliche, sondern auch die mentale Gesundheit zu fördern.[35][36]

DIE ROLLE DES IMMUNSYSTEMS

Auch das Immunsystem, das normalerweise vor Infektionen schützt, kann Schmerzen beeinflussen. Es produziert Substanzen, die die Aktivität nozizeptiver Nervenzellen anregen können. Bewegung kann diese Substanzen beeinflussen und damit die Aktivität nozizeptiver Nervenzellen reduzieren. Langfristig kann Bewegung somit entzündungshemmende Effekte haben, die sich auch nachhaltig positiv auf den Schmerz auswirken.[37]

AUTONOMES NERVENSYSTEM UND BLUTFLUSS

Das autonome Nervensystem, das unter anderem die Herzfrequenz und den Blutfluss reguliert, spielt ebenfalls eine Rolle bei der Schmerzempfindung. Es gibt Hinweise darauf, dass die Kontrolle des Blutflusses zum Gehirn und die Variabilität der Herzfrequenz im Zusammenhang mit Schmerzen stehen könnten.[38]

In einer interessanten Studie von Pradeep et al. (2023) untersuchten Forscher:innen, wie Herz-Kreislauf-Risikofaktoren wie Bluthochdruck mit Rückenschmerzen zusammenhängen könnten. Um dies herauszufinden, nutzten sie die Mendelsche Randomisierung, eine besondere Methode, die genetische Informationen ins Zentrum ihrer Untersuchungen stellt.

Die Forscher konzentrierten sich darauf, zu analysieren, ob Menschen mit genetischen Neigungen zu hohem Blutdruck auch eher Rückenschmerzen entwickeln, die ärztlich behandelt werden müssen. Die Ergebnisse der Studie waren ziemlich aufschlussreich. Um es etwas verständlicher zu machen: Der Blutdruck wird mit zwei Zahlen gemessen. Die erste Zahl, der sogenannte systolische Wert, zeigt den Druck in den Blutgefäßen, wenn das Herz schlägt und Blut in die Arterien pumpt. Die zweite Zahl, der diastolische Wert, zeigt den Druck in den Blutgefäßen, wenn das Herz sich zwischen zwei Schlägen entspannt. In der Studie fanden die Forscher heraus, dass ein geringfügiger Anstieg dieses diastolischen Blutdruckwertes – um nur 10,5 Millimeter Quecksilbersäule (abgekürzt als mmHg), was in etwa dem Druck eines kleinen, leichten Objekts entspricht – bereits das Risiko für behandlungsbedürftige Rückenschmerzen um zehn Prozent erhöhen kann. Das bedeutet, selbst minimale Veränderungen im Blutdruck können einen spürbaren Einfluss auf Rückenschmerzen haben, was zeigt, wie wichtig die Gesundheit unseres Herz-Kreislauf-Systems auch für andere Bereiche unseres Körpers ist.[39]

Wie auch Faktoren wie Schlaf, Regeneration, Erholung und Ernährung Einfluss auf die Schmerzempfindung nehmen können, lernst du im Kapitel 6 „Neue Wege in der Physiotherapie“.

SECHS HILFREICHE GRUNDSÄTZE BEI RÜCKEN- UND NACKENSCHMERZEN

Sehr viel Leid ließe sich in der Therapie von Schmerzen vermeiden, wenn die folgenden sechs Grundsätze verstanden und umgesetzt werden würden.

1. „Schmerz ist immer eine persönliche Erfahrung, die in unterschiedlichem Maße von biologischen, psychologischen und sozialen Faktoren beeinflusst wird."

Das, was du dabei fühlst und erlebst, ist immer individuell. Genauso wie die Anteile der mehr oder weniger relevanten Treiber für den Schmerz. Es ist durchaus möglich, dass hauptsächlich strukturelle Ursachen für einen Schmerz existieren. Sehr häufig liegt jedoch eine Kombination mehrerer Faktoren vor. Genau genommen haben psychologische und soziale Aspekte den bedeutsamsten Einfluss auf das Leid, das mit Schmerz einhergeht.

2. „Es gibt keine Schmerzrezeptoren im Gewebe."

In unserem Körper gibt es viele Arten von Rezeptoren, die auf unterschiedliche Reize wie Druck, Wärme, Kälte oder chemische Veränderungen reagieren. Diejenigen, die Schmerzempfindungen vermitteln, werden Nozizeptoren genannt. Es ist jedoch ein Missverständnis, sie als ‚Schmerzrezeptoren' zu bezeichnen, denn sie sind nicht ausschließlich für Schmerzen zuständig.

Stellen wir uns stattdessen vor, wie eine Kamera funktioniert. Eine Kamera hat keinen speziellen ‚Schönheitsrezeptor', der nur schöne Bilder erfasst. Stattdessen nimmt sie eine Vielzahl von visuellen Informationen auf – Farben, Formen, Licht und Schatten –, und es liegt am Betrachter (oder der Fotografin), zu entscheiden, was als schön empfunden wird. Ähnlich verhält es sich mit den Nozizeptoren in unserem Körper: Sie erfassen verschiedene Arten von sensorischen Informationen – darunter auch Schmerz –, und unser Gehirn interpretiert diese Signale. Ein Nozizeptor kann auf einen Druckreiz reagieren, aber dieser Druck wird manchmal einfach nur als nicht-schmerzhaft wahrgenommen. In anderen Fällen kann eine starke Aktivierung der Nozizeptoren zu Schmerz führen, selbst wenn kein sichtbarer, großer Schaden im Körper vorhanden ist. Wichtig ist zu verstehen, dass

Schmerz immer eine reale, subjektive Erfahrung ist. Wenn du Schmerz empfindest, ist dieser zu 100 Prozent echt und sollte immer ernst genommen werden, unabhängig davon, ob eine physische Verletzung sichtbar ist oder nicht.

3. „Schmerz bedeutet noch nicht, dass etwas geschädigt sein muss."

Nozizeptoren sind unsere sensorischen Informationsgeber. Sie informieren uns zum Beispiel über Druck, Temperatur und chemische Reize. Diese Informationen werden über Nervenbahnen an unser Rückenmark geleitet, von wo aus sie hoch zum Gehirn wandern. Auch jetzt in diesem Moment, in dem du dieses Buch liest, treffen viele dieser Signale und Reize im Gehirn ein. Nach stundenlangem Sitzen in ein und derselben Position kann einem ganz schön der Rücken wehtun. Dies hat aber überhaupt nichts mit einem potenziellen oder tatsächlichen Schaden im Rücken zu tun. Es hat auch nichts damit zu tun, dass die Sitzhaltung, die du dabei eingenommen hast, per se für deinen Rücken schlecht ist! Der nozizeptive Apparat ist vorübergehend nur etwas aktiver geworden. Das liegt an der Dauer, die du in dieser Position verbringst. Jede Position, die über einen längeren Zeitraum statisch eingenommen wird, kann die kurzfristige Ausschüttung von Entzündungsmediatoren und damit die Aktivierung von Nozizeptoren, in diesem Fall Chemorezeptoren, die auf diese schädlichen Chemikalien reagieren, begünstigen. Auch wenn Schmerz über Monate anhält, ist der Zusammenhang zu strukturellen Schäden häufig nicht gegeben.

4. „Die Schmerzerfahrung einer Person sollte respektiert werden."

Niemand weiß besser, was du fühlst, als du selbst. Deswegen ist das zuverlässigste Mittel zur Bestimmung eines Gefühls der Selbstbericht. Es gibt kein diagnostisches Gerät, mit dem man ein so komplexes Phänomen wie Schmerz genau messen könnte. Er beeinflusst immer mehrere Aspekte des Lebens in unterschiedlichem Ausmaß. Niemand außer der Person, die den Schmerz erlebt, kann darüber urteilen, wie hoch die Schmerzintensität und wie groß das daraus resultierende Leid wirklich ist.

5. „Schmerz kann negative Auswirkungen auf die Funktion und das soziale und psychische Wohlbefinden haben."

Schmerz kann Einfluss auf das gesamte Leben nehmen. Er kann sich auf die Lust und Fähigkeit, Freizeitaktivitäten ausführen zu können, auswirken. Schlaf, Libido, das Ernährungsverhalten und sogar das soziale Leben können massiv durch Schmerz beeinträchtigt werden. Wenn du selbst eine starke Schmerzepisode erlebt hast oder dich gerade in einer befindest, weißt du das sicher am besten. Anstatt sich einzig und allein darauf zu fokussieren, gegen den Schmerz als Feind zu kämpfen, ist es hilfreicher, anzuerkennen, dass er oft ein unangenehmer Teil eines meist selbstlimitierenden Prozesses ist, und basierend auf dieser Erkenntnis mit ihm zu arbeiten. Zwei verschiedene Personen könnten zwar die exakt gleiche Schmerzintensität haben. Wie sie diese wahrnehmen und wie stark der Schmerz ihr soziales Leben beeinträchtigt, kann dabei jedoch komplett unterschiedlich sein.

6. „Schmerz ist häufig nicht vorhersehbar."

Der Verlauf von Schmerz scheint oft keinem klaren Muster zu folgen. Manchmal haben wir keine Schmerzen, obwohl wir all die Dinge gemacht haben, die ein angebliches Risiko für das Entstehen von Schmerzen sind. Manchmal haben wir aber auch starke Schmerzen, obwohl wir uns an all die Tipps gehalten haben, die dazu führen sollen, dass Schmerzen vorgebeugt werden. Den nicht linearen Verlauf von Schmerz anzuerkennen und nicht falsch zu interpretieren ist eine Maßnahme, um besser mit ihm umgehen zu können. Höhen und Tiefen sind häufig ein ganz normaler Teil dieses Prozesses.[40]

KAPITEL 3

RÜCKEN-SCHMERZEN VERSTEHEN

AKUTE RÜCKENSCHMERZEN – DER SCHNUPFEN DES BEWEGUNGSAPPARATES

Akute Rückenschmerzen sind ein weitverbreitetes Phänomen und betreffen Menschen aller Altersgruppen. Insbesondere unspezifische Rückenschmerzen, die als Schmerzen im unteren Rückenbereich ohne erkennbare Ursache definiert sind, treten häufig in kurzen Episoden auf, sodass sie auch als „Schnupfen des Bewegungsapparates" bezeichnet werden können. Aber was genau sind unspezifische Rückenschmerzen, und warum sind sie so verbreitet?

UNSPEZIFISCHE VS. SPEZIFISCHE RÜCKENSCHMERZEN

Unspezifische untere Rückenschmerzen sind Schmerzen, die im Bereich zwischen dem unteren Rippenbogen und den Gesäßfalten auftreten und mindestens einen Tag andauern. Bei dieser Art von Schmerzen ist man nicht in der Lage, eine bestimmte strukturelle Ursache dafür zu finden, was sie von spezifischen Rückenschmerzen unterscheidet, die durch eine identifizierbare Ursache, wie zum Beispiel eine Verletzung oder Erkrankung, verursacht werden. Bei circa 90 Prozent aller Rückenschmerzen handelt es sich um harmlose unspezifische Rückenschmerzen. Das ist schon mal beruhigend zu wissen, oder? Nur zehn Prozent aller Rückenschmerzen haben somit Ursachen, die entweder ganz oder zum Teil auf spezifische strukturelle Veränderungen zurückzuführen sind, so wie Bandscheibenvorfälle und andere Pathologien.[41]

DIE GLOBALE BELASTUNG DURCH RÜCKENSCHMERZEN

Laut der Weltgesundheitsorganisation (WHO) sind Menschen jeden Alters von Rückenschmerzen betroffen, womit diese Erkrankung die weltweit häufigste Ursache für körperliche Einschränkungen ist. Etwa 80 Prozent aller Menschen erleben im Laufe ihres Lebens eine Rückenschmerzepisode, was es zu einem ernst zu nehmenden Problem macht.[42] Einer systematischen Analyse der Global Burden of Disease Study 2021 zufolge sind Rückenschmerzen zudem weltweit die Hauptursache für sogenannte Jahre mit körperlicher Einschränkung. „Jahre mit körperlicher Einschränkung" (auf Englisch: „Years Lived with Disability", YLD) ist ein Begriff, der in der Global Burden of Disease Study verwendet wird, um die Auswirkungen von Gesundheitsproblemen auf die Lebensqualität zu messen. Er bezieht sich auf die Anzahl der Jahre, in denen eine Person mit einer Einschränkung oder einem beeinträchtigten Gesundheitszustand lebt, der ihre Fähigkeit, alltägliche Aktivitäten durchzuführen, schmälert. Im Kontext von Rückenschmerzen bedeutet dies, dass die Zeit, in der Menschen mit Rückenschmerzen leben, oft von eingeschränkter Mobilität, Schmerzen und einer verringerten Fähigkeit, am Arbeitsleben und an sozialen Aktivitäten teilzunehmen, geprägt ist. Diese Einschränkungen können von leichten Beeinträchtigungen bis hin zu schweren Behinderungen reichen, je nach Schwere und Dauer der Rückenschmerzen.[43] Im Jahr 2020 waren schätzungsweise 619 Millionen Menschen weltweit von Rückenschmerzen betroffen, und es wird erwartet, dass diese Zahl bis 2050 auf 843 Millionen ansteigt. Dies zeigt, wie verbreitet und belastend dieses Problem ist. Einige der Hauptursachen für Rückenschmerzen sind berufsbedingte Faktoren, Rauchen und ein hoher Body-Mass-Index (BMI). Berufsbedingte Faktoren können Bewegungsmangel durch langes Sitzen oder Stehen und einseitige Belastungen oder Überlastungen wie sehr häufiges Bücken oder Heben umfassen. Nicht zu vergessen die neueren Studien, dass auch Bluthochdruck mit dem Risiko der Entwicklung sowie dem Auftreten von Rückenschmerzen in Verbindung gebracht werden kann.[44]

PROGNOSE

Die Dauer von unspezifischen Rückenschmerzen kann variieren und ist von Person zu Person unterschiedlich. Die meisten sind von akuten Schmerzen betroffen, die in der Regel weniger als sechs Wochen anhalten. Andere erleben subakute Schmerzen, die sich über einen Zeitraum von sechs bis zwölf Wochen erstrecken. In der Regel klingen akute Rückenschmerzen jedoch selbst so weit ab, dass viele Betroffene eine vollständige Erholung erfahren. Es gibt allerdings Situationen, in denen akute Schmerzen bestehen bleiben und sich zu einem chronischen Zustand entwickeln. Dieses Phänomen beobachten wir hauptsächlich bei neuropathischen und noziplastischen Schmerzen. Der Beginn von chronischen Schmerzen hängt primär mit genetischen und epigenetischen Faktoren zusammen, wird aber durch auch Lebensstil und Umweltfaktoren beeinflusst.[45]

BANDSCHEIBENVORFALL – GEFÜRCHTET, ABER SELTEN GEFÄHRLICH

In der Welt der Medizin und insbesondere in Bezug auf Rückenschmerzen gibt es kaum ein Thema, das so gefürchtet und oft diskutiert wird wie der Bandscheibenvorfall. Er ist der Schrecken vieler, die an Rückenschmerzen leiden, und wird oft als eine Hiobsbotschaft empfunden. Viele Menschen denken, dass die Diagnose „Bandscheibenvorfall" ihr endgültiges Schicksal sein wird, für immer Schmerzen und Bewegungseinschränkungen zu erleiden. Als Konsequenz vermeidet der Großteil der Betroffenen sämtliche körperliche Belastungen oder Sportarten. Manchmal wird sogar eine ganze Sportkarriere beendet. Doch was genau ist eigentlich ein Bandscheibenvorfall? Und warum löst er solch eine Angst und Panik bei den Betroffenen aus? Es ranken sich viele Mythen und Fehlinformationen um die Mechanismen eines Bandscheibenvorfalls, die unnötige Ängste schüren. Ein Grund dafür sind die Erfahrungsberichte von Betroffenen, die mit starken Schmerzen oder Lähmungen zu tun hatten und sogar operiert werden mussten. Dass gerade mal fünf bis zehn Prozent aller Bandscheibenvorfälle tatsächlich chirurgisch versorgt werden müssen, ist vielen jedoch nicht bewusst.[46] Im Folgenden werden wir einige vielleicht verblüffende Fakten zu Bandscheibenvorfällen genauer betrachten.

VIELE MENSCHEN HABEN BANDSCHEIBENDEGENERATIONEN OHNE SYMPTOME

Diese Tatsache wurde von einem Forscher und Neuroradiologen namens Waleed Brinjikji festgestellt. Im Rahmen einer systematischen Übersichtsarbeit aus dem Jahr 2015, die 33 wissenschaftliche Arbeiten miteinander verglich, wurden insgesamt 3110 schmerz- und beschwerdefreie Menschen in ein MRT geschoben, um zu untersuchen, wie die

Wirbelsäulen von beschwerdefreien Menschen aussehen. Mehr als die Hälfte der 30- bis 40-Jährigen hatte eine Bandscheibendegeneration und die Hälfte aller 40-Jährigen eine Bandscheibenvorwölbung. 96 Prozent aller 80-Jährigen wiesen Bandscheibendegenerationen auf![47]

Durch diese Erkenntnisse kommen rein biomechanische Erklärungsmodelle für Schmerz sehr ins Wanken. Wie können offensichtlich starke degenerative Veränderungen nicht mit Schmerzen einhergehen? Offensichtlich müssen auch andere Mechanismen von Bedeutung sein, wenn es um die Generierung von Schmerz geht. Auch wenn Brinjikji in einer weiteren Übersichtsarbeit und Metaanalyse (2015) feststellte, dass Rückenschmerzen häufiger bei Menschen vorkommen, die Bandscheibendegenerationen haben, zeigen seine Forschungen eindrucksvoll, dass in der Entstehung von Schmerz offensichtlich auch andere Faktoren als der optische Zustand von Bandscheiben eine Rolle spielen müssen.[48]

Alter in Jahren	20	30	40	50	60	70	80
Bandscheibendegeneration	37%	52%	68%	80%	88%	93%	96%
Bandscheibensignalverlust	17%	33%	54%	73%	86%	94%	97%
Bandscheibenhöhenminderung	24%	34%	45%	56%	67%	76%	84%
Bandscheibenvorwölbung	30%	40%	50%	60%	69%	77%	84%
Bandscheibenvorfall	29%	31%	33%	36%	38%	40%	43%
Anulus-Riss	19%	20%	22%	23%	25%	27%	29%
Facetten-Degeneration	4%	9%	18%	32%	50%	69%	83%
Gleitwirbel	3%	5%	8%	14%	23%	35%	50%

Systematic Review von Brinjikji et al 2015

Veränderungen der Wirbelsäule bei zunehmendem Alter

SYMPTOMATISCHER BANDSCHEIBENVORFALL

Auch wenn leichte bis große Bandscheibenvorfälle ohne Symptome weit verbreitet sind, kommen symptomatische Bandscheibenvorfälle häufiger vor. Die Symptome variieren von lokalen Schmerzen im Rücken, Beinschmerzen, Taubheitsgefühlen im Bein bis hin zu Lähmungserscheinungen. Studien zeigen, dass sich beeindruckende 85 bis 90 Prozent aller symptomatischen Bandscheibenvorfälle innerhalb von nur sechs bis zwölf Wochen von selbst bessern, ohne medizinische Eingriffe.[49] Dieses Phänomen wirft Fragen auf: Wie kann ein Bandscheibenvorfall wieder von allein heilen, und warum funktioniert es in manchen Fällen nicht?

BANDSCHEIBENVORFÄLLE HEILEN NICHT OHNE OP?

Es wurde in klinischen Studien beobachtet, dass Bandscheibenvorfälle nicht selten spontan schrumpfen oder sogar verschwinden können, ohne dass ein chirurgischer Eingriff erforderlich ist. Dieses Phänomen wird als Resorption bezeichnet. Wie hoch die Wahrscheinlichkeit ist, dass diese Resorption geschieht, hängt von mehreren Faktoren ab. Zunächst einmal muss man wissen, dass es Vorstufen und verschiedene Ausprägungsgrade eines Bandscheibenvorfalls gibt. Darunter fallen zwei Ausprägungsgrade, bei denen sich der Gallertkern der Bandscheibe (der bereits erwähnte Nucleus pulposus) in Richtung des Bandscheibenringes (Anulus fibrosus) verlagert, während der Ring intakt bleibt, und zwei Ausprägungsgrade, bei denen der Ring reißt und die Gallertmasse des Kerns in Rückenmarksraum austritt. Die erstaunlichste Erkenntnis der letzten Jahrzehnte erscheint zunächst widersprüchlich, wie eine aktuelle Übersichtsarbeit und Metaanalyse eindrucksvoll zeigt: Je größer der Bandscheibenvorfall ist, desto *höher* ist die Wahrscheinlichkeit, dass er sich spontan resorbiert! Die meisten Menschen würden davon ausgehen, dass ein größerer Bandscheibenvorfall schlechter heilt als ein kleinerer. Dem ist jedoch nicht so.

BANDSCHEIBENVORWÖLBUNG

Hierbei handelt es sich um eine gleichmäßige Ausdehnung der Bandscheibe über ihre normale Grenze hinaus. Bei dieser Vorstufe bleibt der äußere faserige Ring der Bandscheibe intakt. Das bedeutet, dass die gesamte Bandscheibe zwar vorsteht, der äußere Ring jedoch nicht reißt. Die Wahrscheinlichkeit für eine spontane Rückbildung einer Bandscheibenvorwölbung beträgt laut Studien 13,3 Prozent.

BANDSCHEIBENPROTRUSION

In diesem Fall ragt die Bandscheibe lokalisiert über ihre normale Grenze hinaus. Der Unterschied zur Vorwölbung besteht darin, dass die Vorwölbung asymmetrisch ist und sich auf einen bestimmten Bereich der Bandscheibe beschränkt, obwohl der äußere Ring immer noch intakt, aber gedehnt ist. Die Wahrscheinlichkeit für eine spontane Rückbildung liegt hier mit 52,5 Prozent deutlich höher.

BANDSCHEIBENEXTRUSION

Hierbei reißt der äußere Faserring, und der innere Teil der Bandscheibe, der Nucleus pulposus, ragt heraus. Trotz dieses Vorstehens bleibt der herausgedrückte Teil jedoch mit dem Hauptteil der Bandscheibe verbunden. Diese Art von Bandscheibenvorfall bildet sich mit einer Wahrscheinlichkeit von 70,4 Prozent zurück.

BANDSCHEIBENSEQUESTER

Diese Stufe des Bandscheibenvorfalls ist die größte Form. Dabei trennt sich ein Teil des Nucleus pulposus vollständig von der Bandscheibe und gelangt in den Spinalkanal. Dieses freie Fragment kann dann auf benachbarte Strukturen, wie beispielsweise Nervenwurzeln, drücken und erhebliche Schmerzen oder andere neurologische Symptome in dem Gebiet verursachen, das von der bedrängten Nervenwurzel versorgt wird. Das Paradoxe ist, dass bei einem

Bandscheibensequester die Wahrscheinlichkeit für eine spontane Resorption bei ganzen 93 Prozent liegt! Dafür gibt es mehrere Gründe.

Wenn ein abgekapselter Teil der Bandscheibe in den Rückenmarksraum gelangt, wird er vom menschlichen Körper als Fremdkörper wahrgenommen. Dies liegt daran, dass die Bandscheibe selbst vor allem im Kern nicht durchblutet, sondern normalerweise von unserem Immunsystem abgeschottet ist. Der unerwartete „Eindringling" löst eine starke Immunantwort aus. Makrophagen, also die körpereigenen Reinigungszellen, eilen zur Stelle, um das Material zu phagozytieren, also buchstäblich aufzufressen und somit zu entfernen.

Das ausgetretene Bandscheibenmaterial selbst ist nicht starr oder fest. Es enthält viel Flüssigkeit und ist weniger dicht, was die Arbeit der Makrophagen erleichtert. Darüber hinaus gibt es bestimmte Enzyme, sogenannte Matrixmetalloproteinasen, die helfen, dieses Material enzymatisch abzubauen. Sie werden von den in das Gebiet eingedrungenen Immunzellen produziert und beschleunigen den Abbau des Bandscheibenmaterials.

Ein weiterer Faktor bei diesem Selbstheilungsprozess ist die Angiogenese, ein komplexer medizinischer Begriff, der die Bildung neuer Blutgefäße umschreibt. Diese können bei einem starken Bandscheibenvorfall in das Bandscheibenmaterial eindringen, die Einwanderung von Immunzellen fördern und den Abtransport von Abbauprodukten erleichtern. All diese Vorgänge beschleunigen den Resorptionsprozess zusätzlich.[50 51]

Man könnte annehmen, dass die Symptome umso stärker sind, je größer der Bandscheibenvorfall ist. Doch auch hier sieht die Realität anders aus.

DIE GRÖSSE DES BANDSCHEIBENVORFALLS KORRELIERT NICHT MIT DER STÄRKE DER SYMPTOME

Was zunächst widersprüchlich erscheint, wurde in einer Studie von Dunsmuir (2022) tatsächlich festgestellt. Die Forscher wollten herausfinden, ob es einen direkten Zusammenhang zwischen der Größe oder Position eines Bandscheibenvorfalls und den Symptomen gibt, die Betroffene erleben. Zu diesem Zweck analysierten sie Daten von vielen Patient:innen, die einen Bandscheibenvorfall hatten, und verglichen die Größe und Position des Vorfalls mit den berichteten Symptomen. Die Ergebnisse waren überraschend. Die statistische Analyse zeigte, dass es keine direkte Verbindung zwischen der Größe oder Position des Bandscheibenvorfalls und den Symptomen gibt. Das bedeutet, dass selbst ein großer Bandscheibenvorfall wie ein Sequester nicht unbedingt starke Schmerzen oder Einschränkungen verursachen muss. Umgekehrt kann ein kleiner Bandscheibenvorfall bei manchen Menschen starke Schmerzen verursachen. Der Grund dafür könnte sein, dass eine Entzündungsreaktion im umliegenden Gewebe ausgelöst wird, die zu Schwellung und Raumforderung an Nervenwurzeln führen kann. Dies kann selbst dann Schmerzen verursachen und neurologische Symptome im Bein erzeugen, wenn der Vorfall auf dem MRT-Bild klein erscheint.[52]

SYMPTOME SIND WICHTIGER ALS DER MRT-BEFUND

Das Wichtigste, das aus dieser Studie hervorgeht, ist, dass die Entscheidung, ob der Bandscheibenvorfall konservativ – also durch Bewegung, Entspannung, Schmerzmittel und/oder diverse Therapien – oder operativ behandelt werden soll, nicht allein auf der Größe oder Position des Bandscheibenvorfalls basieren sollte. Vielmehr sollten die tatsächlichen Symptome und Beschwerden der Patient:innen berücksichtigt werden. Ferner wird in der Nationalen Versorgungsleitline für nichtspezifische Kreuzschmerzen empfohlen, bei akuten Rückenschmerzen ohne relevanten Hinweis auf gefährliche Verläufe oder andere ernst zu nehmende Pathologien keine bildgebende Diagnostik wie MRTs durchzuführen.[53] Das hat gleich mehrere Gründe. Zum einen können zu frühe, nicht indizierte bildgebende Verfahren wie MRTs oder Röntgenbilder Betroffene verunsichern oder verängstigen. Befunde und Zufallsbefunde ändern meistens nichts an der Therapie und können über psychologische Folgen zu einem kontraproduktiven Verhalten wie übermäßiger Schonung führen und damit die Arbeitsunfähigkeit in die Länge ziehen. Dies kann zusammen mit einer Überbeanspruchung von Heilmitteln und sonstiger Medizin in unnötigen Kosten im Gesundheitssystem resultieren.[54]

WANN EIN BANDSCHEIBENVORFALL OPERIERT WERDEN SOLLTE – EIN LEITFADEN ZUR ENTSCHEIDUNGSFINDUNG

Auch wenn die meisten Bandscheibenvorfälle eine spontane Resorption zeigen, gibt es Situationen, in denen eine Operation unvermeidlich ist.

Grundsätzlich sollten bei der Entscheidung für oder gegen eine Operation die individuellen Symptome im Vordergrund stehen, wobei Faktoren wie Schmerzniveau, Begleiterkrankungen und der allgemeine Gesundheitszustand eine Rolle spielen. Bandscheibenvorfälle, die mit anhaltenden und starken Schmerzen einhergehen, welche durch konservative Maßnahmen wie Physiotherapie, Medikation oder Injektionen innerhalb von sechs bis zwölf Wochen nicht gelindert werden können und sogar zunehmen, sind oft Kandidaten für eine Operation. Starke Schmerzen können die Lebensqualität erheblich einschränken und den Alltag der Patient:innen wesentlich beeinträchtigen.

Auch neurologische Ausfälle wie Taubheitsgefühle, Lähmungen oder eine Beeinträchtigung der Blasen- und Darmfunktion in Abwesenheit von Schmerzen können auf einen schwerwiegenderen Vorfall hindeuten, der eine operative Intervention erfordert. Besonders wenn starke Lähmungen im Bein wichtige Funktionsbewegungen wie Laufen oder Treppensteigen unmöglich machen, sollte relativ schnell eine Entscheidung getroffen werden. Kontrollverlust über Blasen- und Darmfunktion erfordert in der Regel eine Notoperation, da hier jede Minute zählt.

Bandscheibenvorfälle mit Taubheitsgefühlen oder Lähmungen im Bein, die wieder rückläufig sind und ohne Therapie besser werden, haben eine gute Prognose ohne Operation. Letztendlich sollte bei der Entscheidungsfindung immer eins im Vordergrund stehen: die individuelle Toleranz und die Wünsche der Patient:innen. Eine Operation wird in den meisten Fällen zu einer deutlich schnelleren Symptomlinderung führen als der konservative Weg.[55] Sollten keine dringenden Indikationen für einen chirurgischen Eingriff vorhanden sein, so kann auch der nichtoperative Weg zur Symptomlinderung führen, sofern man damit umgehen kann, dass dies wahrscheinlich wesentlich länger dauert. Studien haben gezeigt, dass bei Bandscheibenvorfällen sowohl eine konservative Behandlung als auch eine Operation mittel- und langfristig ähnlich gute Ergebnisse erzielen können.[56]
In jedem Fall solltest du mit deinem Arzt reden, um gemeinsam zu entscheiden, welche Maßnahmen für deine individuelle Situation am geeignetsten erscheinen.

WIRBEL RAUS?

Die Annahme, dass Wirbel „ausrenken“ können, ist weit verbreitet, doch bei genauerer Betrachtung der wissenschaftlichen Fakten und der Anatomie der Wirbelsäule wird schnell klar, dass diese Vorstellung in den meisten Fällen nicht mit der Realität übereinstimmt. Die Wirbel sind durch Bänder, Muskeln und Gelenke stabil miteinander verbunden und bieten keinen Spielraum für ein „Ausrenken“ im herkömmlichen Sinne. Doch wie erklären wir uns dann die schmerzlindernde Wirkung, die viele nach einer chiropraktischen Behandlung verspüren? Zunächst klingt diese Vorstellung auch durchaus plausibel. War man auch schon selber wegen Rückenschmerzen bei einem Arzt und hat dieser die Wirbelsäule manipuliert, sodass ein knackendes Geräusch und eine sofortige Schmerzlinderung entstanden ist, scheint es so, als wäre dies der eindeutige Beweis dafür, dass der Wirbel vorher in einer falschen Position verkeilt gewesen sein muss und nun wieder „eingerenkt“ wurde. Setzt man sich allerdings etwas genauer mit der Anatomie der Wirbelsäule auseinander, fällt die Logik dieser Aussage komplett in sich zusammen.

MIT EINEM KNACKENDEN GERÄUSCH WIEDER EINGERENKT

Unsere Wirbelkörper passen aufgrund der Form der Facettengelenke ziemlich genau ineinander. Damit die Wirbelsäule noch stabiler wird, hat der Körper eng anliegende Bänder um die Wirbelsäule gespannt. Diese befinden sich an den Wirbelkörpern sowohl seitlich und vorne als auch zwischen ihren Knochenfortsätzen. Die Wirbelsäule ist somit eine wahre architektonische Meisterleistung. Dass so ein gut geschützter Wirbel einfach so ausrenken kann, ist innerhalb dieses Gefüges ausgeschlossen. Aber wie erklärt sich nun das Phänomen der Schmerzlinderung, nachdem der Arzt den Rücken mit einer Manipulation zum Knacken gebracht hat? Vorher hat er sich schmerzhaft und blockiert angefühlt, und danach ist er auf einmal beweglicher und schmerzfrei. Wie kann das sein?

Vielleicht hattest du schon einmal das Gefühl, dass sich deine Finger etwas steif und unbeweglich angefühlt haben, beispielsweise nachdem du einen langen Text geschrieben hast. Eventuell kennst

> *du dann auch die intuitive Bewegung, die man dann macht, um diesem Gefühl entgegenzuwirken: Man dehnt oder streckt seine Finger, es knackt, und siehe da, auf einmal sind sie viel beweglicher, und das steife Gefühl ist auch verschwunden. Waren deine Finger nun vorher ausgerenkt oder in der falschen Position? Nein.*

Es gibt viele Theorien, die versuchen, dieses Phänomen zu erklären, und eine berühmte Erklärung ist die sogenannte Blockade. Dabei bezieht man sich auf den biomechanischen Grundgedanken, dass zwischen zwei aufeinandergedrückten Gelenkflächen ein Unterdruck entstehen kann, der das Gleiten und Bewegen zwischen den Gelenkflächen erschwert und somit zu diesem blockierten oder auch schmerzhaften Gefühl führen kann. Durch ein starkes Auseinanderbewegen der Gelenkflächen entweicht dieser Unterdruck, was akustisch durch ebendieses knackende Geräusch wahrzunehmen ist. Man geht davon aus, dass die Schmerzlinderung, die nach dem Knacken zu spüren ist, sich vor allem durch neurophysiologische Phänomene, also zum Beispiel durch Hormonausschüttung und den Placeboeffekt, erklären lässt.

MECHANISMEN FÜR TATSÄCHLICHE POSITIONSÄNDERUNGEN VON WIRBELKÖRPERN

In bestimmten Situationen und bei bestimmten Erkrankungen können tatsächlich physische Veränderungen an den Wirbeln auftreten, die zu Rückenschmerzen führen. Beispiele hierfür sind Gleitwirbel (Spondylolisthesen) oder schwere Traumata, die durch extreme Unfälle verursacht werden. Diese Fälle sind besonders interessant, da sie Positionsveränderungen der Wirbelkörper mit sich bringen, was sowohl die Struktur als auch die Funktion der Wirbelsäule beeinträchtigen kann. Auf den folgenden Seiten werden wir einige dieser Phänomene genauer betrachten und untersuchen, wie sie Rückenschmerzen beeinflussen.

GLEITWIRBEL (SPONDYLOLISTHESE)

Bei einer Spondylolisthese handelt es sich um die Verschiebung eines Wirbelkörpers relativ zu dem darunterliegenden Wirbel. Diese kann verschiedene Ursachen haben, beispielsweise angeborene Defekte, degenerative Veränderungen oder Stressfrakturen, die durch traumatische Einwirkungen entstanden sind. Diese Verschiebung kann zu Schmerzen und neurologischen Symptomen führen, wenn Nervenstrukturen komprimiert werden. In einigen Fällen von langsam voranschreitenden degenerativ bedingten Gleitwirbeln findet die Verschiebung des Wirbels sogar symptomfrei statt.

In einem Fallbeispiel des Journal of Orthopaedic and Sports Physical Therapy wurde von einer 32-jährigen Frau in der 22. Schwangerschaftswoche berichtet. Diese Patientin hatte im Alter von 18 Jahren das erste Mal ein MRT von ihrer Lendenwirbelsäule machen lassen, bei dem eine starke Spondylolisthesis festgestellt und auf einen Sturz auf ihr Gesäß im Alter von zwei Jahren zurückgeführt wurde. Laut ihrer Aussage hatte sie einmal eine Phase von Rückenschmerzen zwischen 20 und 25 Jahren, aber danach nie wieder. Als sie dann schwanger war, konsultierte sie aus der Sorge heraus, es könnte ein Problem mit ihrem Rücken geben, vorsorglich einen Physiotherapeuten. Dieser stellte keine neurologischen Defizite fest, empfahl ihr jedoch aufgrund ihrer Krankheitsgeschichte, eine MRT-Aufnahme machen zu lassen. Dabei war dann zu sehen, dass auf Höhe des Kreuzbeins der Nerv, der aus dem fünften Lendenwirbelkörper kommt, komplett eingeengt war. Trotzdem hatte die Patientin zum Zeitpunkt der Aufnahme keinerlei Beschwerden oder Schmerzen.[57]

Dies zeigt eindrücklich, wie der Körper sich auch mit massiven Degenerationen an der Wirbelsäule arrangieren kann.

UNFÄLLE MIT STARKEM TRAUMA

Andererseits können Unfälle, die starke Traumen verursachen, ebenfalls zu einer Positionsveränderung der Wirbelkörper führen. Beispielsweise können die Kräfte, die durch einen Verkehrsunfall oder einen Sturz aus großer Höhe auf die Wirbelsäule wirken, so groß sein, dass sie zu Frakturen und Verschiebungen der Wirbelkörper führen. In solchen Fällen ist oft eine umgehende medizinische Intervention notwendig, um weitere Schäden, insbesondere an den neuralen Strukturen, zu verhindern und die Stabilität der Wirbelsäule wiederherzustellen.

Szenarien wie diese weichen von der allgemeinen Vorstellung eines „ausgerenkten" Wirbels durch eine ungeschickte Bewegung oder das Heben von Lasten deutlich ab. In den meisten Fällen, in denen Menschen das Gefühl haben, einen Wirbel „ausgerenkt" zu haben, handelt es sich eher um eine Reizung der Nerven oder das Phänomen des Unterdrucks zwischen den Gelenkflächen, welches zu Blockaden und Schmerzen führen kann. Diese Situationen sind in der Regel nicht mit einer tatsächlichen strukturellen Veränderung der Wirbelsäule verbunden und können oft durch konservative Maßnahmen wie Bewegung gelindert werden.

Ein großes Problem, was mit dem Begriff „ausgerenkter Wirbel" einhergehen kann, ist, dass Menschen mit Rückenschmerzen das Gefühl bekommen, ihr Problem nur durch ärztliches Einwirken lösen zu können, indem der Wirbel dann wieder eingerenkt werden muss. Lass dir nicht das Gefühl geben, dass du zerbrechlich oder verletzungsanfällig bist. Dein Körper ist unglaublich belastbar. Die Wirbelsäule ist stabil, und Wirbel renken sich nicht ohne Weiteres einfach so aus.

ARTHROSE – MEHR ALS EINE VERSCHLEISSERKRANKUNG

Die Prävalenz von Arthrose, insbesondere in den Knie- und Hüftgelenken, ist ein weltweit wachsendes Gesundheitsproblem, das mit verschiedenen Risikofaktoren verbunden ist, die nicht veränderbar sind, wie ein höheres Alter, das weibliche Geschlecht und eine genetische Veranlagung. Zahlreiche Studien haben jedoch auch beeinflussbare Risikofaktoren, wie Verletzungen und Unfälle, übermäßige körperliche Aktivität oder Inaktivität sowie Übergewicht oder Fettleibigkeit identifiziert. Allerdings sind die Mechanismen, die diesem Zusammenhang zugrunde liegen, komplex und multifaktoriell. Für Betroffene und diejenigen, die präventive Maßnahmen ergreifen möchten, ist es essenziell, die Nuancen und vielfältigen Aspekte dieses Themas zu verstehen.[58] [59] [60]

MECHANISCHE BELASTUNG UND KNORPELVERSCHLEISS

Auf den ersten Blick erscheint es logisch: Mehr Gewicht führt zu einer erhöhten Belastung der Gelenke und somit zu einem beschleunigten Verschleiß des Knorpels. Doch während mechanische Belastung zweifellos eine Rolle spielt, ist sie nicht der einzige Faktor. Wenn dem so wäre, müssten Menschen, die ihre Gelenke durch intensives Training regelmäßig belasten, ebenfalls ein erhöhtes Arthroserisiko aufweisen. Doch der Knorpel, der die Gelenke polstert, ernährt sich paradoxerweise durch die Belastung, da er wie gesagt wie ein Schwamm funktioniert, der Nährstoffe durch Druck und Entlastung aufnimmt.[61]

VERKÜRZTE MUSKELN

Einige selbst ernannte Schmerzexpert:innen halten hartnäckig an dem Mythos fest, dass langes Sitzen Muskelverkürzungen entstehen lässt, die die Gelenke mehr aufeinanderdrücken und damit zu Schmerzen und Arthrose führen. Diese Verkürzungen der Muskulatur sollen dann durch Dehnungsübungen wieder aufgebrochen werden. Doch die wissenschaftliche Forschung der letzten 17 Jahre liefert ein anderes Bild.

Muskeln sind adaptionsfähige Gewebe. Sie passen sich den alltäglichen Bewegungen an und verkürzen sich nicht einfach so, selbst wenn man viel Zeit im Sitzen verbringt. Auch für die Behauptung, dass Muskelverkürzungen direkt zu Schmerzen führen, findet sich bis heute keine belastbare Evidenz. Einige wenige Studien zeigen zwar, dass Muskelfasern, die sogenannten Sarkomere, unter bestimmten Bedingungen verschmelzen und so die Muskellänge verändern können, doch lassen diese Ergebnisse keine kausalen Rückschlüsse in Bezug auf Schmerzen zu.[62] Kontrakturen, bei denen Muskeln, Sehnen und Bänder um Gelenke schrumpfen und die zu erheblichen funktionellen Einschränkungen führen können, treten fast ausschließlich bei neurologischen Erkrankungen wie Schlaganfällen oder Parkinson auf. Auch eine monatelange Immobilisierung von Gelenken kann solche Kontrakturen verursachen. Wenn man nach den von Schmerzexpert:innen empfohlenen Dehnungsübungen eine Schmerzlinderung spürt, liegt dies nicht an einer Verlängerung des Muskels. Der eigentliche Grund ist, dass der Dehnreiz das Nervensystem überlagert, was kurzzeitig den Schmerz dämpft (siehe in Kapitel 5: „Das Tor zu mehr Bewegung – Neuromodulation“). Zusammenfassend lässt sich sagen, dass der Mythos von Muskelverkürzungen, die zu Schmerzen führen und durch Dehnen gelöst werden müssen, wissenschaftlich nicht haltbar ist. Solche Verkürzungen sind selten und treten meist nur bei lang anhaltender Bettlägerigkeit oder neurologischen Erkrankungen auf. Dehnen kann jedoch aus anderen Gründen sinnvoll sein, insbesondere in Kombination mit Krafttraining, um eine Vielzahl von gesundheitlichen Vorteilen zu erzielen. Krafttraining umfasst verschiedene Übungsformen, die darauf abzielen, die Muskelkraft und -ausdauer zu steigern. Dazu gehören das Training mit freien Gewichten, bei dem Hanteln und Langhanteln zum Einsatz kommen, sowie gerätebasiertes Training, das in Fitnessstudios oft an speziellen Maschinen stattfindet. Zusätzlich beinhaltet Krafttraining Übungen, die das eigene

Körpergewicht als Widerstand nutzen, sowie solche, die mit Widerstandsbändern durchgeführt werden.

BIOCHEMISCHE PROZESSE UND ENTZÜNDUNGEN

Ein wesentlicher Aspekt ist die Rolle von Übergewicht in Bezug auf biochemische Veränderungen und Entzündungsprozesse im Körper. Adipositas ist nicht nur mit einer mechanischen Überlastung, sondern auch mit einer erhöhten Produktion von entzündungsfördernden Substanzen verbunden. Diese systemischen Entzündungen können den Knorpel zusätzlich schädigen und den Weg für die Entwicklung oder Progression von Arthrose ebnen.[63]

LEBENSSTIL, ERNÄHRUNG UND BEWEGUNG

Der Lebensstil, der häufig mit Übergewicht einhergeht, spielt ebenfalls eine kritische Rolle. Eine unausgewogene Ernährung und Bewegungsmangel sind nicht nur Risikofaktoren für Übergewicht, sondern können auch unabhängig davon die Gelenkgesundheit beeinträchtigen. Hierbei ist es wichtig zu betonen, dass Krafttraining, wenn es korrekt und moderat durchgeführt wird, eine präventive Wirkung gegen Arthrose haben kann.[64] Es stärkt die Muskulatur, unterstützt die Gelenke und fördert die Ernährung des Knorpels. Darüber hinaus produzieren Muskeln Stoffe, die sich positiv auf entzündliche Prozesse auswirken. Dies könnte ein wichtiger Faktor für die Schmerzreduktion sein.

Eine ausgewogene Ernährung, die alle essenziellen Nährstoffe abdeckt, kann ebenfalls einen positiven Einfluss auf die Gelenkgesundheit haben. Insbesondere Nährstoffe mit entzündungshemmenden Eigenschaften, wie Omega-3-Fettsäuren, können Arthroseschmerzen nachweislich reduzieren und die Funktion der Gelenke verbessern.[65]

EIN GANZHEITLICHER ANSATZ ZUR PRÄVENTION UND MANAGEMENT

Für Betroffene und Risikogruppen ist ein ganzheitlicher Ansatz zur Prävention und zum Management von Arthrose unerlässlich. Dieser sollte nicht nur auf die Reduktion von Übergewicht abzielen, sondern auch eine gesunde Ernährung und ausreichend Bewegung fördern. Darüber hinaus ist es wichtig, dass die Betroffenen durch Bildung und Unterstützung in die Lage versetzt werden, informierte Entscheidungen über ihre Lebensstil- und Behandlungsoptionen zu treffen.

Die Betrachtung von Übergewicht und Arthrose erfordert eine ausdifferenzierte Perspektive, die sowohl die mechanischen als auch die biochemischen Faktoren berücksichtigt, die zur Entstehung und Progression der Erkrankung beitragen können. Durch ein besseres Verständnis dieser Zusammenhänge können Betroffene und Gesundheitsdienstleister effektivere Strategien zur Prävention und Behandlung entwickeln und umsetzen.

FALSCHES HEBEN IST GEFÄHRLICH?

ANGST ALS URSPRUNG

Die weitverbreitete Annahme, dass das Heben mit rundem Rücken grundsätzlich schädlich sei, hat tiefe Wurzeln in der Gesellschaft und wird oft von Fitness- und Gesundheitsexpert:innen unterstützt. Der genaue Ursprung dieser Behauptung ist schwer nachzuvollziehen, vermutlich resultiert sie aus einer Kombination von Fehlinformationen und übertriebener Vorsicht. Eine Erklärung könnte in der anfänglichen Beschreibung von Bandscheibenvorfällen zu finden sein, die fälschlicherweise mit der Vorstellung verbunden war, dass die Bandscheibe plötzlich platzt und nach hinten „herausrutscht". Dieses Bild hat sich tief ins kollektive Bewusstsein eingeprägt und könnte zu der

Annahme geführt haben, dass ein gerundeter Rücken die Belastung auf die Bandscheiben erhöht und somit das Risiko für einen Bandscheibenvorfall steigt. Dass diese Gedankengänge allerdings großes Potenzial haben, den Verlauf von bestehenden Rückenschmerzen negativ zu beeinflussen, wissen die wenigsten. Wie sich Ängste und Vermeidungsverhalten genau auf die jeweiligen Aspekte von Rückenschmerzen auswirken, erkläre ich genauer in Kapitel 4: „Falsche Worte schaden – Das Gesundheitsrisiko von Mythen".

RICHTIGES HEBEN VS. FALSCHES HEBEN – DER BIOMECHANISCHE VERGLEICH

Biomechanische Studien zur Wirbelsäule beim Heben zeigen konsistent, dass es keinen signifikanten Unterschied in der Entstehung von Rückenschmerzen zwischen dem Heben mit gebeugter oder gerader Wirbelsäule gibt.[66 67] Das häufig empfohlene Heben aus den Knien mit geradem Rücken erzeugt entgegen vieler Annahmen höhere vordere (anteriore) Scherkräfte im Wirbelsäulensegment L5/S1 (das ist die untere Lendenwirbelsäule) als eine Hebetechnik, die mit gestreckten Beinen und eingerundetem Rücken ausgeführt wird. Diese Erkenntnis ist in Anbetracht der Tatsache, dass die meisten Gleitwirbel und Bandscheibenvorfälle im Segment L5/S1 vorkommen, besonders interessant.[68]

KONTEXTFAKTOREN BEIM HEBEN – VON SCHWARZ-WEISS-AUSSAGEN ZU NUANCIERTEN EMPFEHLUNGEN

Es ist wichtig zu beachten, dass, auch wenn es keine wissenschaftlichen Beweise dafür gibt, dass das Heben mit rundem Rücken grundsätzlich schädlich ist, individuelle Kontextfaktoren wie Erkrankungen, Medikamente und allgemeiner Zustand die Relevanz einer speziellen Hebetechnik verändern können. Hierbei kommt es auch auf die individuelle Belastbarkeit, den Trainingszustand, den Stress und die nach dem Heben erfolgende Erholung an. Die meisten Menschen haben eine starke und stabile Wirbelsäule und können in der Regel ohne Probleme mittelschwere Gegenstände mit rundem Rücken heben. Es macht im Alltag bei einmaligen und einfachen Hebevorgängen keinen deutlichen Unterschied, ob man aus den Knien heraus oder mit geradem Rücken hebt. Auch wenn einige Studien sogar zeigen, dass das Heben mit einer gebeugten Wirbelsäule zu einer geringeren Scherkraftbelastung der Bandscheiben im Segment L5/S1 führen kann, ist es wichtig zu berücksichtigen, dass das Heben mit einer gebeugten Wirbelsäule in den meisten Studien nur mit maximal 25 bis 30 Kilo durchgeführt wurde. Man kann die Ergebnisse dieser Studien nicht ohne Weiteres auf höhere Lasten und alle Szenarien mit Hebebewegungen übertragen. In bestimmten Situationen könnte diese Haltung zu einem relevanten Faktor für eine Verletzung oder Schmerzen werden, insbesondere wenn der Körper die Belastung nicht gewohnt ist, sie wiederholt auftritt oder bestimmte Medikamente eingenommen werden, die die Belastbarkeit von Körpergeweben stark verringern können.

NERV EINGEKLEMMT?

Ein weiterer weitverbreiteter Ausdruck, der jedoch anatomisch und medizinisch oft missverstanden wird. Um die Komplexität und das Verhalten von Nerven im menschlichen Körper zu verstehen, ist es essenziell, einen tieferen Blick in ihre Struktur und Funktionsweise zu werfen.

Nerven sind nicht nur simple elektrische Leitungen, sondern hochkomplexe Strukturen, die von einer schützenden Hülle, der sogenannten Myelinscheide, umgeben sind. Diese Hülle ähnelt in ihrer

Konsistenz einer geschälten Litschi, was den Nerven eine bemerkenswerte Flexibilität und Gleitfähigkeit verleiht. Wenn also Knochen oder andere anatomische Strukturen in die Nähe eines Nervs kommen, ist es eher so, dass der Nerv geschmeidig an diesen Strukturen vorbeigleitet, anstatt zwischen ihnen „eingeklemmt" zu werden.

Dennoch können Nerven durch verschiedene Mechanismen gereizt oder beschädigt werden. Beispielsweise können ungewohnte oder abrupte Bewegungen, die einen starken Zug oder Druck auf den Nerv ausüben, oder konstante Druckbelastungen, wie sie durch langes Sitzen entstehen können, den Nerv sensibilisieren und irritieren. Diese Reizung kann zu Schmerzen und einer reduzierten Funktion des betroffenen Nervs führen.

Ein guter Vergleich zur Veranschaulichung dieses Mechanismus ist ein Hund, der von einem anderen Tier ständig geärgert wird. Der Hund mag die Belästigung eine Weile tolerieren, aber es gibt einen Punkt, an dem seine Geduld endet und er mit einem aggressiven Schnappen reagiert. Ähnlich verhält es sich mit einem Rückennerv, der durch ständige Reizung und Belastung schließlich mit einem „Warnschuss" in Form eines stechenden, oft als elektrisierend beschriebenen Schmerzes reagiert. Dieser Schmerz, umgangssprachlich oft als Hexenschuss bezeichnet, kann so intensiv und plötzlich auftreten, dass er mit einem Messerstich vergleichbar ist.

Im Gegensatz zu einem Hund, der sich nach einer klaren Kommunikation seiner Grenzen oft schnell beruhigt, kann ein gereizter Nerv seine „Verstimmung" über Tage oder sogar Wochen beibehalten. Die Nervenfasern, wahre Diven unter den Körpergeweben, können bei kontinuierlicher Reizung oder Belastung chronisch sensibilisiert werden, was zu anhaltenden Schmerzen und Einschränkungen führt.

Häufig ist es so, dass die Wahrnehmung eines „eingeklemmten" Nervs oft das Resultat einer Entzündung oder Schwellung in der Umgebung des Nervs ist. Diese Schwellung kann den Raum, durch den der Nerv verläuft, verengen und so zu einer mechanischen Irritation führen, die das Gefühl eines eingeklemmten Nervs erzeugt.

Die Behandlung eines gereizten Nervs erfordert oft eine Kombination aus Ruhe und schmerzangepassten Übungen, die am Nerv wieder mehr Belastungstoleranz erzeugen. Dabei ist es von zentraler Bedeutung, die Ursache der Nervenreizung zu identifizieren und zu adressieren, um eine nachhaltige Linderung und Prävention zukünftiger Episoden zu gewährleisten.

SCHLECHTE HALTUNG – DAS POPULÄRSTE ERKLÄRUNGSMODELL FÜR RÜCKENSCHMERZEN

Ein sehr weitverbreiteter Glaube ist, dass eine schlechte Haltung für Schmerzen verantwortlich ist. Körperhaltung wird durch viele verschiedene Faktoren wie Alter, Geisteszustand und kognitive Belastung beeinflusst. Sie ist höchst individuell und aufgrund ihrer starken Variabilität fast so einzigartig wie eine persönliche Handschrift.

Vielen Menschen wird immer noch erzählt, dass sie an ihrer schlechten Haltung arbeiten sollten, um Rückenschmerzen vorzubeugen oder sie zu beseitigen. Diese Ratschläge kommen von vielen Ärzt:innen, Therapeut:innen und anderen Gesundheitsexpert:innen. Nicht selten sind Patient:innen durch solche Aussagen verunsichert oder besorgt. Ein schiefes Becken, ein Hohlkreuz, nach vorne gefallene Schultern oder eine Skoliose sind dabei meistens laut vieler Gesundheitsexpert:innen ein Problem, welches behoben werden sollte. Aber sind diese Behauptungen gerechtfertigt? Was sagt die Wissenschaft bezüglich eines ursächlichen Zusammenhanges zwischen Haltung und Schmerz?

GUTE HALTUNG

Am populärsten ist das Missverständnis, dass eine gute Haltung bedeutet, mit geradem Rücken zu stehen oder zu sitzen. Dies ist ein Irrglaube. Oft wird idealisierte „gute Haltung“ mit dem Zurückziehen der Schultern und dem Einziehen des Kinns assoziiert. Nach vorne gefallene Schultern und ein nach vorne gerichtetes Kinn werden demnach als schlechte Haltung und Verursacher für Rückenschmerzen bezeichnet. Doch aktuelle Erkenntnisse der Schmerzwissenschaft und Rehabilitationsforschung unterstützen diese Annahme nicht.[69] Es gibt eigentlich keine grundsätzlich „schlechte“ Haltung. Als schlecht könnte man höchstens eine Haltung bezeichnen, die man zu lange einnimmt. Ob man jedoch stundenlang mit einem geraden oder einem krummen Rücken dasitzt und sich keinen Millimeter bewegt, ist dabei unerheblich. Den ganzen Tag eine Faust zu machen wäre ungefähr genauso hilfreich, wie permanent den Rücken anzuspannen, um in einer geraden Position zu bleiben. Der Großteil der Evidenz deutet darauf hin, dass es keine kausalen Zusammenhänge zwischen Rückenschmerzen und den im Folgenden aufgelisteten Faktoren gibt.

UNTERSCHIEDLICH LANGE BEINE = RÜCKENSCHMERZEN?

In diesem Zustand ist ein Bein länger als das andere. Dies kann entweder aufgrund anatomisch unterschiedlich langer Beinknochen oder einer funktionellen Abweichung des Beckens entstehen. Es gibt eine weitverbreitete Annahme, dass eine solche Differenz in der Beinlänge zu Rückenschmerzen führen kann, da sie das Gleichgewicht des Körpers und die Ausrichtung der Wirbelsäule beeinflusst. In Studien wurde jedoch festgestellt, dass der Zusammenhang zwischen einer milden Ungleichheit in der Beinlänge von bis zu 1,5 Zentimetern und Rückenschmerzen fragwürdig ist. Es wurde keine signifikante Differenz in der Beinlängendifferenz zwischen Personen mit und ohne

Rückenschmerzen gefunden. Dies bedeutet, dass Menschen mit unterschiedlichen Beinlängen nicht unbedingt anfälliger für Rückenschmerzen sind als Menschen, deren Beine gleich lang sind.

BECKENSTELLUNG UND LENDENWIRBELLORDOSE

Die Beckenstellung und die Lendenwirbellordose (der Bogen der Wirbelsäule im unteren Rückenbereich) sind oft Gegenstand von Diskussionen über Rückenschmerzen. Hier existiert die Annahme, dass eine erhöhte Beckenneigung und eine größere Lendenwirbellordose Rückenschmerzen verursachen können, da sie die natürliche Ausrichtung der Wirbelsäule verändern. Einige Studien haben jedoch keine Korrelation zwischen dem Winkel der Beckenneigung und der Größe der Lendenwirbellordose gefunden.

Es gibt auch Spekulationen, dass eine Schwäche der Bauchmuskulatur zu einer vorderen Beckenneigung und Lumbarhyperlordose (Hohlkreuz) führt, was Rückenschmerzen verursachen kann. Einige Studien haben eine verringerte Bauchmuskelkraft bei Patient:innen mit Rückenschmerzen festgestellt. Dennoch haben andere Studien keinen signifikanten Unterschied in der Bauchmuskelkraft zwischen asymptomatischen Individuen und denen mit Rückenschmerzen gezeigt.[70] Zusammenfassend wurden in einem systematischen Review von Christensen et al. (2008) 54 Studien unter die Lupe genommen, die ebenfalls keinen ursächlichen Zusammenhang zwischen den Schwingungen von Wirbelsäulen und Schmerz feststellten.[71] Es ist eher so, dass Menschen, die Schmerzen haben, dazu neigen, ihre Haltung aufgrund des Schmerzes anzupassen und zu verändern. Aber warum wird weiterhin propagiert, dass eine schlechte Haltung die Ursache für Rückenschmerzen ist? Ein Grund dafür kann die Plausibilität sein, die manche biomechanischen Erklärungsmodelle haben. Es klingt schlüssig, dass eine schlechte Haltung durch mechanische Überlastung in bestimmten Bereichen zu Schmerzen und

Mikroschädigung des Gewebes führt. Es gibt jedoch gute Gründe dafür, warum diese Vorstellung fehlerhaft ist, wie wir uns im Folgenden anschauen werden.

GEWEBE PASST SICH AN BELASTUNG AN

Menschliche Körper sind keine Maschinen, die nach einer bestimmten Belastungshäufigkeit und -intensität einfach verschleißen und dann für immer kaputt sind. Das Gewebe von Gelenken, Bändern, Sehnen, Bandscheiben und Muskeln ist in der Lage, sich Belastungsreizen anzupassen und somit belastbarer zu werden.[72]

EIN SCHADEN ODER EINE VERÄNDERUNG IM GEWEBE BEDEUTET NICHT IMMER SCHMERZ

Es gibt eine unglaubliche Anhäufung an MRT-Untersuchungen von schmerz- und beschwerdefreien Menschen, die strukturelle Schäden an den Schultern[73][74], der Halswirbelsäule[75], dem Rücken[76] und den Knien[77] haben. Wenn du dich also bester Gesundheit erfreust, ist es trotzdem sehr wahrscheinlich, dass allerhand Veränderungen an deinen Gelenken und Sehnen zu finden sind, ohne dass dies ein Grund zur Beunruhigung sein muss. Ein Gewebeschaden kann zwar bei Schmerzen beteiligt sein, ist aber nur einer der vielen möglichen Faktoren, die bei einer Schmerzentstehung mitwirken.

NATÜRLICHE VARIATION

Die Annahme einer einzigen „idealen“ Haltung ist irreführend, da jeder Mensch einzigartig ist. Unterschiede in der Körperstruktur sind normal und Asymmetrien eher die Regel als eine Ausnahme. Daher bestimmt die individuelle Anatomie jeder Person, was für sie eine optimale Haltung oder Bewegungsweise ist. Ein Bewegungsmuster, das bei einer Person als dysfunktional angesehen wird, könnte für eine andere völlig angemessen und effektiv sein.

Betrachten wir zum Beispiel Athlet:innen bei den Paralympics. Diese Sportler:innen, viele von ihnen mit körperlichen Beeinträchtigungen, erbringen Leistungen auf höchstem Niveau. Sie zeigen oft bemerkenswerte Kompensationen in ihren Haltungen und Bewegungsmustern. Trotz dieser Abweichungen von der „Norm" haben nicht alle von ihnen Schmerzen. Dies unterstreicht, dass individuelle Körperstrukturen und -funktionen nicht zwangsläufig Schmerzen bedeuten müssen.

Die Erwartungshaltung spielt zudem eine wichtige Rolle bei der Wahrnehmung von Schmerz. Wenn Menschen ständig auf ihre vermeintlichen „Haltungsfehler" hingewiesen werden, kann dies zu erhöhter Besorgnis und Aufmerksamkeit gegenüber körperlichen Empfindungen führen. Dies wiederum kann zu einer gesteigerten Schmerzempfindlichkeit beitragen. Daher ist es wichtig, die natürliche Vielfalt der Körperhaltung und Bewegung zu erkennen und zu akzeptieren, anstatt sie vorschnell als fehlerhaft oder schmerzursächlich zu bewerten.[78][79]

Statt sich auf eine ideale, starre Körperhaltung zu konzentrieren, ist es sinnvoller, Flexibilität in unsere Haltung einzubringen. „Die beste Haltung ist die nächste Haltung" bedeutet, dass regelmäßige Veränderungen unserer Position gesünder für unseren Körper sind, als lange in einer einzigen Haltung zu verharren. Im Folgenden werden wir auf dieses Konzept genauer eingehen.

ZEIT – DER WICHTIGSTE PARAMETER IN BEZUG AUF HALTUNG

Es ist die Dauer, die wir in einer bestimmten Position verbringen, die darüber entscheidet, ob eine Haltung problematisch für den Rücken wird oder nicht. Da in unserer modernen Gesellschaft viele Menschen den Großteil ihres Tages sitzend verbringen, ist der Mangel an Bewegung ein ernst zu nehmendes Thema für unsere gesamte Gesundheit.

Dieser Bewegungsmangel kann zu einer eingeschränkten Durchblutung führen, welche wiederum eine Reihe von gesundheitlichen Beschwerden nach sich ziehen kann. Eine eingeschränkte Durchblutung tritt auf, wenn das Blut nicht effizient durch den Körper zirkulieren kann. Dies resultiert in einer unzureichenden Sauerstoff- und Nährstoffversorgung der Zellen, was wiederum zu Schmerzen, Taubheitsgefühl, Kribbeln und vielen anderen Symptomen führen kann. Zudem ist dadurch das Risiko für andere gesundheitliche Erkrankungen wie Herzinfarkt oder Schlaganfall deutlich erhöht. Um diesen Risiken entgegenzuwirken, reicht es jedoch nicht aus, nur die Sitzhaltung regelmäßig abzuwechseln. Wie du diesen Risiken bestmöglich entgegenwirken kannst, lernst du in Kapitel 6 „Neue Wege in der Physiotherapie“.

WARUM DIE „NÄCHSTE HALTUNG“ DIE BESTE IST – DIE DYNAMISCHE ZUKUNFT DER RÜCKENGESUNDHEIT

Die „nächste Haltung“ ist ein Begriff, der sich auf eine dynamische und wechselnde Haltung bezieht. Es ist ein Ansatz, der uns ermutigt, regelmäßig unsere Körperhaltung zu ändern, anstatt über längere Zeiträume in einer einzigen Position zu verharren, was zu muskulären Verspannungen, Schmerzen, Unwohlsein und anderen Beschwerden führen kann.

Die kontinuierliche Änderung der Körperhaltung, Bewegung und Variabilität sind essenziell, um muskuläre Ermüdung und Verspannungen zu verhindern und die Rückengesundheit zu fördern. Positionsveränderungen fördern die Durchblutung und ermöglichen eine bessere Zufuhr von Nährstoffen und Sauerstoff zu den Muskeln und Bandscheiben, was wiederum zur Vermeidung von Verspannungen und Schmerzen beiträgt. Jeder Mensch ist unterschiedlich, und daher gibt es keine „One-size-fits-all"-Lösung für die ideale Haltung. Die „nächste Haltung" berücksichtigt individuelle Bedürfnisse und erlaubt eine Anpassung der Haltung an die persönlichen Gegebenheiten und Vorlieben, um Beschwerden und Schmerzen zu minimieren.

HALTUNGSROUTINE FÜR DEN SCHREIBTISCH

Die folgende Sitzhaltungsroutine ist für Menschen konzipiert, die hauptsächlich am Schreibtisch arbeiten müssen oder längere einseitige Belastungen erfahren. Sie besteht aus einem ständigen Wechsel von diversen Haltungen und kleinen Übungen, die dazu beitragen können, die einseitige Belastung des Bewegungsapparates zu minimieren und die Flüssigkeitsversorgung (Hydration) der Bandscheiben zu fördern. Diese Routine soll dazu anregen, sich der Dauer einer bestimmten Körperhaltung, in der man sich befindet, bewusster zu werden. Sie kann leicht in den Arbeitsalltag integriert und ohne spezielle Hilfsmittel oder viel Zeit durchgeführt werden.

Du kannst diese Routine so häufig wie möglich durchführen. Nimm jede dieser Positionen nicht länger als fünf Minuten ein, um die Effekte zu maximieren.

AUFRECHTE HALTUNG

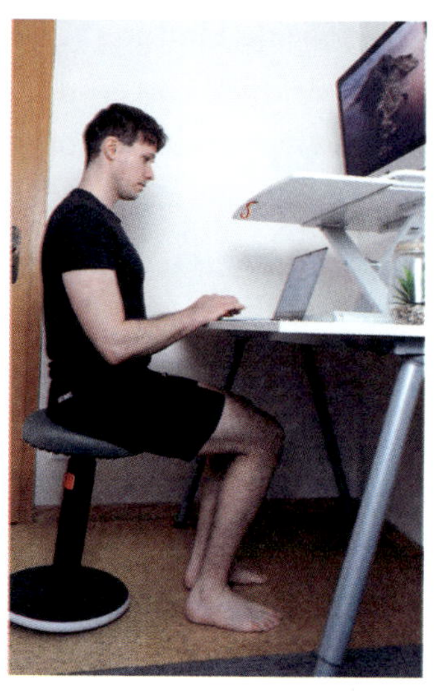

- ▲ Sitze aufrecht und mit den Füßen flach auf dem Boden.
- ▲ Halte den Rücken gerade und ziehe die Schultern leicht zurück. Versuche, dein Kinn etwas zurückzuschieben, sodass sich ein leichtes Doppelkinn bildet. Spanne deine Muskeln dabei nur so an, wie es sich für dich noch angenehm anfühlt. Halte diese Position nicht länger als zwei Minuten am Stück.

ENTSPANNTE HALTUNG

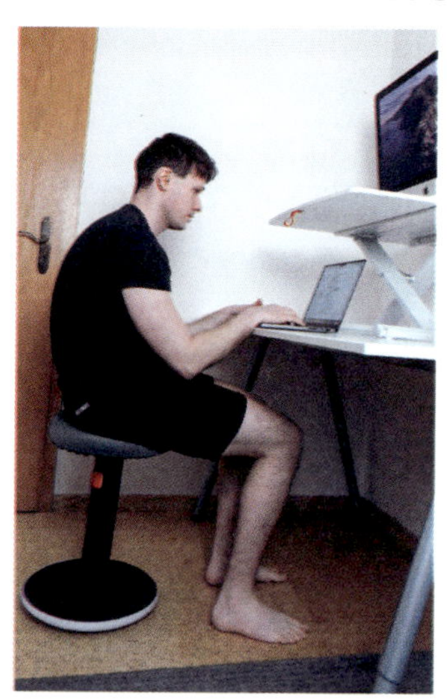

- ▲ Stelle deine Füße etwas zurück, lasse deinen Rücken in sich zusammenfallen und einrunden und deine Schultern locker nach vorne hängen. Dein Kinn kannst du dabei etwas nach vorne schieben. Dies ist eine Position, die von einigen bis heute als „schlechte Haltung" bezeichnet wird. Eine Studie von Pape et al. (2018) zeigte jedoch, dass diese krumme Sitzhaltung sogar zu einer Zunahme der Flüssigkeitsversorgung der Bandscheiben in der Lendenwirbelsäule führt.[80] Zudem entspannt sich in dieser Zeit deine Rückenmuskulatur, die in der aufrechten Haltung permanent angespannt ist. Verweile maximal fünf Minuten in dieser Haltung.

HOCKE AUF DEM STUHL

▲ Solltest du einen belastbaren und stabil stehenden Stuhl haben, so kannst du dich auf die Sitzfläche hocken. Führe diese Haltung nur durch, wenn du dich wirklich sicher fühlst und du dabei keine Schmerzen in den Knien und Hüftgelenken hast. Du kannst die Fersen dabei abheben oder auf der gesamten Fußfläche hocken. Diese Position bietet den zusätzlichen Vorteil, dass sie sowohl die Hüftgelenke als auch die Knie- und Sprunggelenke mobilisiert. Nach spätestens fünf Minuten wechselst du wieder die Haltung.

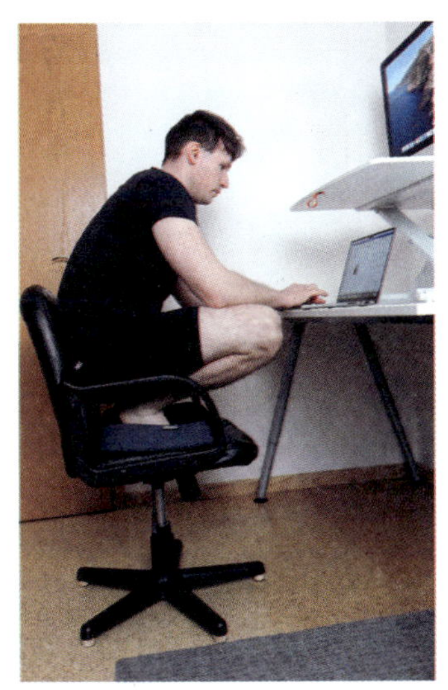

GESÄSSDEHNUNGSPOSITION

▲ Hierbei legst du ein Bein über das andere und lehnst dich mit geradem Rücken leicht nach vorne, bis du eine sanfte Dehnung im Gesäß spürst. Halte diese Position für zwei Minuten, bevor du die Seiten wechselst. Falls du einen Stehtisch hast und Platz auf dem Tisch ist, kannst du diese Haltung auch im Stehen ausführen, indem du ein Bein mit dem Unterschenkel auf dem Tisch vor dir ablegst und dich leicht nach vorne lehnst, um die gleiche Dehnung zu erleben. Die Tischhöhe

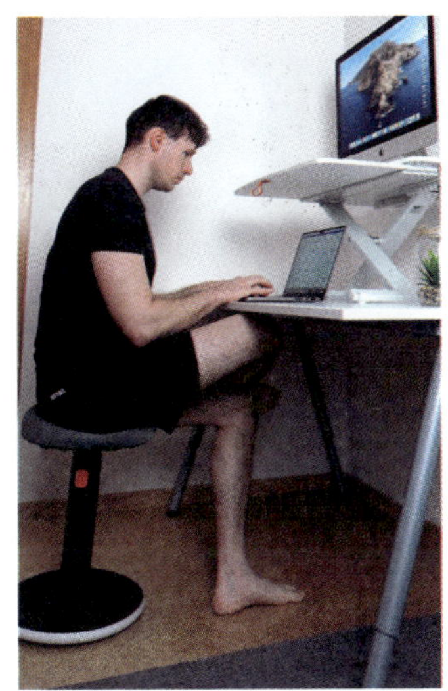

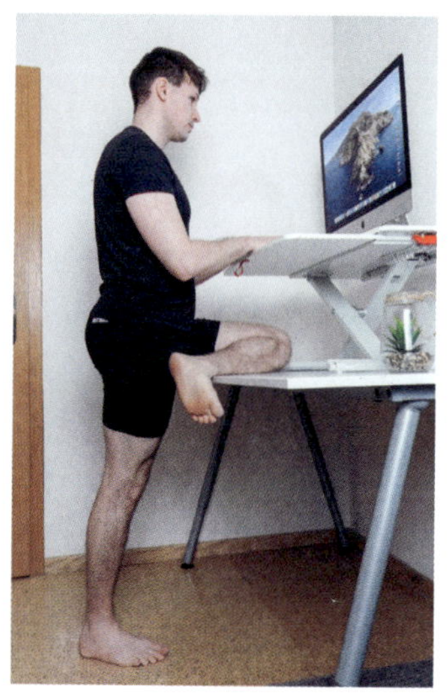

sollte dabei circa 20 Zentimeter unter deinen Hüften sein. Nimm diese Haltung nur ein, wenn du die nötige Hüftgelenksmobilität hast, um die Übung schmerzarm oder schmerzfrei durchzuführen. Zwei bis drei Minuten je Seite sind hier genug.

AUSFALLSCHRITTPOSITION

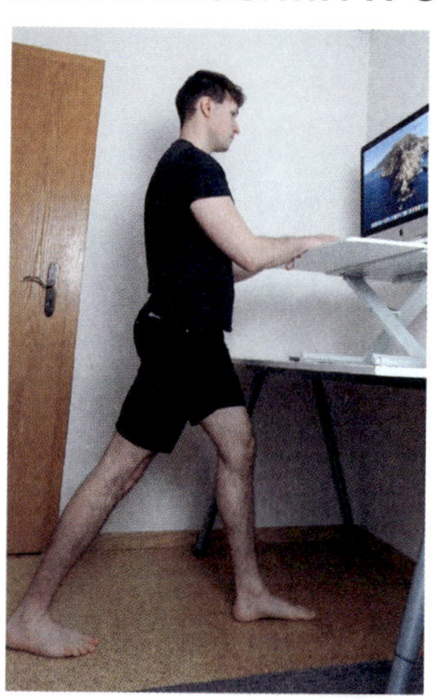

▲ Solltest du einen höhenverstellbaren Schreibtisch haben, verändere die Höhe des Tisches und arbeite einige Minuten in Schrittstellung. Dabei sollte ein Fuß etwas weiter hinten stehen und der andere etwas weiter vorne. So, als würdest du auf einem Seil balancieren. Schiebe nun deine Hüfte dynamisch nach vorne, um ein sanftes Dehnungsgefühl in der Leiste des Beines zu erzeugen, das hinten steht. Wechsle im Anschluss die Seiten. Verweile für zwei Minuten pro Seite, maximal fünf Minuten, in dieser Position.

KNIENDER AUSFALLSCHRITT

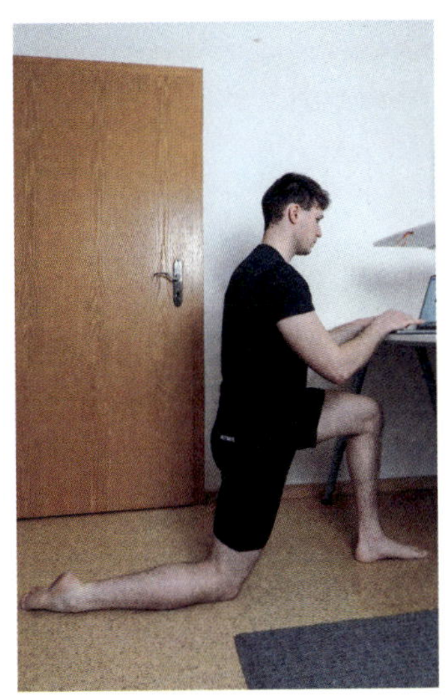

▲ Solltest du keinen Stehtisch haben, kannst du probieren, dich in den Ausfallschritt auf den Boden zu begeben. Beginne, indem du einen Fuß vorne platzierst, während das andere Knie den Boden berührt. Lege dir etwas Weiches, z.B. ein Kissen, unter das Knie, um es zu polstern. Halte deinen Oberkörper aufrecht und bewege deine Hüfte sanft vor und zurück, um den Hüftbeuger zu dehnen. Du solltest dabei ein sanftes Dehnungsgefühl im Leistenbereich spüren. Wiederhole die Bewegung mehrmals für zwei bis drei Minuten und wechsle dann die Seite.

BREITER STAND

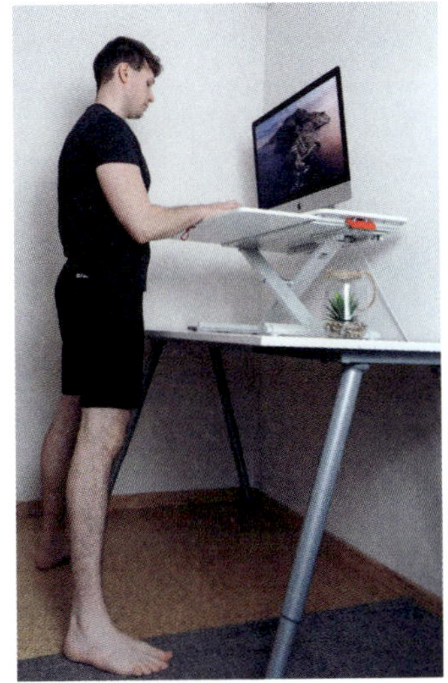

▲ Bei dieser Haltung am Stehtisch beginnst du mit breitem Stand. Stelle sicher, dass deine Füße fest auf dem Boden stehen und etwas breiter als schulterbreit auseinander sind. Jetzt beginne, sanft mit der Hüfte nach links und nach rechts zu wackeln. Dieses Wackeln hilft dabei, eine dynamische Dehnung in den Innenseiten deiner Oberschenkel zu erzeugen. Die Bewegung sollte fließend und kontrolliert sein. Nach zwei bis drei Minuten kannst du die Haltung wieder ändern.

ROTIERTE POSITION

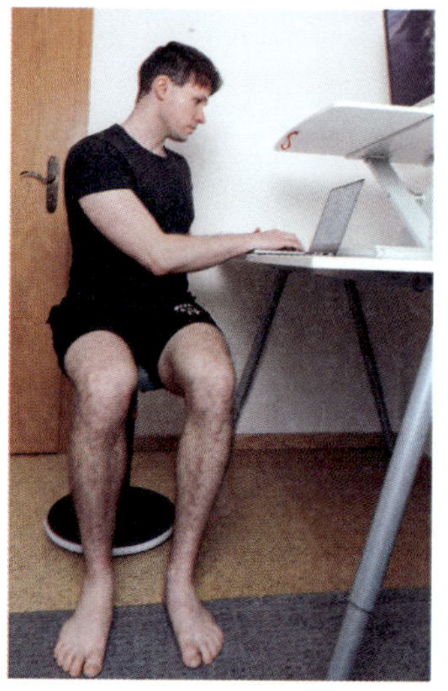

▲ Setze dich zunächst gerade hin und sorge dafür, dass dein Schultergürtel parallel zum Bildschirm bleibt. Nun drehe deine Knie sanft nach rechts, sodass deine Wirbelsäule rotiert ist. Drehe deine Knie nur so weit, wie du es als angenehm empfindest. Halte diese Position für zwei bis drei Minuten, während dein Oberkörper still bleibt. Anschließend bringe deine Knie zurück in die Ausgangsposition und drehe sie dann nach links, ebenfalls für zwei bis drei Minuten.

BAUCHLAGE

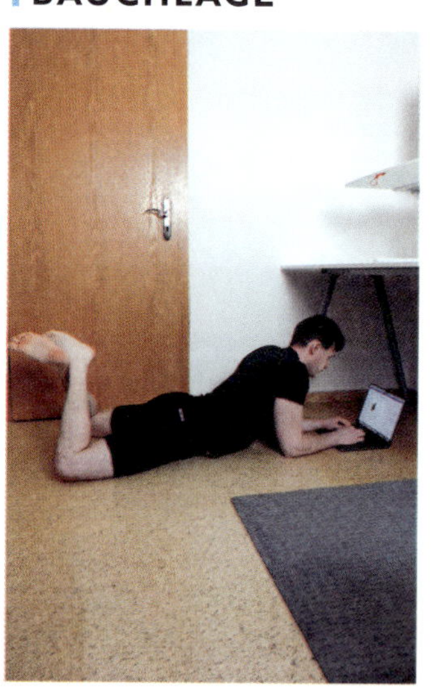

▲ Wenn du im Homeoffice arbeitest und einen Laptop benutzt, dann kannst du auch mal probieren, für ein paar Minuten in Bauchlage zu arbeiten. Dafür legst du dich entweder auf die Couch oder auf den Boden mit einer Matte. Verweile hier nur so lange, wie du ein angenehmes Gefühl im Rücken und im Schultergürtel hast.

Das regelmäßige Wechseln der Sitzhaltung am Arbeitsplatz ist der Schlüssel für eine erhebliche Entlastung für den Rücken und den gesamten Körper.

Diese Strategie ist deutlich sinnvoller als das Einnehmen einer bestimmten statischen Haltung über einen langen Zeitraum, wie es von einigen Gesundheitsexpert:innen empfohlen wird. Durch das Durchführen einer Vielfalt von Haltungen wird die Wirbelsäule mobilisiert, was dazu führt, dass die Muskulatur nicht dauerhaft angespannt ist. Dies fördert die Durchblutung und kann Verspannungsgefühle verhindern. Eine Möglichkeit, diese Routine in den Arbeitsalltag zu integrieren, wäre, jede Stunde einen Wecker auf dem Handy einzustellen, der dich daran erinnert, deine neue Haltungsroutine durchzuführen. Wähle dabei nur Haltungen, die du auch wirklich einnehmen kannst und in denen keine Schmerzen entstehen. Mit der Zeit wird dies zu einer Gewohnheit, die nicht nur deinen Körper, sondern auch deinen Geist erfrischt und die dir hilft, produktiv und schmerzarm oder bestenfalls schmerzfrei durch den Tag zu kommen. Denk immer an den Spruch: „Die nächste Haltung ist die beste Haltung."

WAS DIE DARMGESUNDHEIT MIT BANDSCHEIBENDEGENERATION ZU TUN HAT

Der Darm ist ein wesentlicher Teil des Körpers. Er beherbergt eine Vielzahl von Bakterien, die bei der Verdauung helfen und auch andere Aspekte der Gesundheit beeinflussen. Diese Gemeinschaft von Bakterien wird als Darmmikrobiota bezeichnet und kann auf verschiedene Weisen die Gesundheit beeinflussen, auch die der Wirbelsäule. Während die genauen Ursachen der Bandscheibendegeneration noch nicht vollständig verstanden sind, gibt es zunehmend Hinweise darauf, dass die Gesundheit des Darms eine wichtige Rolle spielen kann. Das Darmmikrobiota ist sehr individuell und wird von vielen Faktoren beeinflusst, wie zum Beispiel unserer Genetik, unserem Alter, unserem Lebensstil und unserer Ernährung. Es kann sich im Laufe des Lebens verändern und auf Umwelteinflüsse reagieren. In den nächsten Abschnitten werden wir tiefer in die faszinierende Verbindung zwischen Darmgesundheit und Bandscheibendegeneration eintauchen und erkunden, wie Ernährung und Lebensstil zur Prävention und Behandlung beitragen können.

DIE VERBINDUNG ZWISCHEN DARMMIKROBIOTA UND BANDSCHEIBEN

Eine junge Studie von Geng et al. (2023) hat eine interessante Verbindung zwischen der Darmmikrobiota und der Bandscheibendegeneration untersucht. Die Forscher:innen stellten fest, dass bestimmte Bakterien im Darm, wie zum Beispiel Blautia, mit einem erhöhten Risiko für Bandscheibendegeneration in Verbindung gebracht werden können. Interessanterweise wurde auch eine umgekehrte Kausalität beobachtet, bei der genetische Prädispositionen für Bandscheibendegeneration mit Veränderungen in der Darmmikrobiota in Verbindung gebracht wurden.[81]

GESUNDES DARMMILIEU = GUTE BANDSCHEIBEN?

Bestimmte Bakterien in unserem Darm können Stoffe erzeugen, die Entzündungen anregen. Diese können nicht nur unser Wohlbefinden stören, sondern möglicherweise auch die Gesundheit der Bandscheiben beeinträchtigen. Die Zusammensetzung unserer Darmflora ist zudem entscheidend für ein funktionierendes Immunsystem und die Fettverarbeitung. Ungleichgewichte hierbei können Entzündungsreaktionen im gesamten Organismus auslösen, die wiederum Bandscheiben schädigen können. Gleichzeitig ist eine ausgeglichene Darmflora für die

Verwertung essenzieller Nährstoffe wie Vitamin D und B entscheidend, die für die Festigkeit und Funktion der Bandscheiben notwendig sind. Veränderungen im Darmmilieu beeinträchtigen zudem, wie Schmerz und Entzündungsreaktionen verarbeitet werden. Selbst genetische Muster und epigenetische Einflüsse, welche die Genaktivität modifizieren, stehen in Verbindung mit der Darmgesundheit und der Anfälligkeit für Bandscheibenprobleme.[82]

Diese Verbindungen verdeutlichen die Relevanz eines ausgewogenen Darmmilieus für das körperliche Wohlergehen und insbesondere für die Integrität der Bandscheiben. Es gibt Studien, die vielversprechende Ergebnisse bei der sogenannten Übertragung von Darmbakterien bei Ratten zeigen. Dabei wurde Stuhl von einem gesunden Spender in einen anderen Organismus übertragen, um die Darmbakterien des Empfängers zu verändern. Dies wurde genutzt, um zu sehen, ob eine Veränderung der Darmbakterien die Gesundheit der Bandscheiben beeinflussen kann. Diese Behandlung führte zu einer Verringerung von Entzündungszeichen und dem Schutz wichtiger Bandscheibensubstanzen wie Kollagen. Zudem verbesserte sich die Vielfalt und Menge der Darmbakterien. Die Erkenntnisse legen nahe, dass ein gesundes Darmmilieu wesentlich zur Erhaltung der Bandscheibengesundheit beitragen kann und in Zukunft eine mögliche Therapieform für Rückenprobleme darstellen könnte.[83]

Verlagerung von Darmbakterien an die Bandscheiben

Die Bewegung von Bakterien aus dem Darm in andere Körperbereiche (Translokation) stellt einen weiteren Mechanismus dar, der möglicherweise eine Rolle bei der Bandscheibendegeneration spielt. Dieser Prozess beginnt mit einer erhöhten Durchlässigkeit der Darmbarriere, die es Bakterien ermöglicht, in den Blutkreislauf zu gelangen und von dort aus potenziell zu den Bandscheiben zu migrieren. Faktoren wie Entzündungen oder die gestörte Besiedelung des Darms mit nützlichen Bakterien (Dysbiose) könnten die Integrität der Darmbarriere beeinträchtigen und somit die Translokation von Bakterien begünstigen.

Einmal in den Bandscheiben angekommen, könnten die Bakterien eine Reihe von Reaktionen auslösen, darunter entzündliche Reaktionen, die den degenerativen Prozess fördern könnten. Dies könnte durch die Aktivierung von Immunzellen und die Produktion von entzündlichen Zytokinen und anderen Mediatoren geschehen, die den Abbau der extrazellulären Matrix der Bandscheiben beeinflussen und zu strukturellen und funktionellen Veränderungen führen könnten.

In diesem Kontext eröffnen sich auch neue therapeutische Überlegungen und Ansätze. Die Modulation der Darmmikrobiota durch den Einsatz von Probiotika, Präbiotika oder Fäkaltransplantationen könnte eine Strategie sein, um die Translokation von Bakterien zu reduzieren und somit potenziell die Gesundheit der Bandscheiben zu fördern. Ebenso könnten Ansätze, die darauf abzielen, die Darmbarriere zu stärken und ihre Durchlässigkeit zu verringern, dazu beitragen, die Translokation von Bakterien zu minimieren.

> ***Tipp:*** *In bestimmten Fällen könnte auch eine antibiotische Therapie in Erwägung gezogen werden, um eine mögliche bakterielle Infektion der Bandscheiben zu behandeln, wobei jedoch die möglichen negativen Auswirkungen auf die Darmmikrobiota sorgfältig abgewogen werden müssen. Sprich hierzu mit deinem Arzt oder deiner Ärztin.*

Die Erforschung der Translokation von Bakterien und ihrer Rolle bei der Bandscheibendegeneration bietet ein reiches und vielversprechendes Forschungsfeld, das neue therapeutische Ansätze zur Behandlung von Bandscheibendegeneration und damit verbundenen Schmerzen eröffnen könnte. Es ist jedoch essenziell, dass weitere Forschungen durchgeführt werden, um diesen Mechanismus vollständig zu verstehen und um effektive Strategien zur Modulation dieses Prozesses zu entwickeln.[84]

DIE LEISE ENTZÜNDUNG (LOW-GRADE-INFLAMMATION)

Hierbei handelt sich um eine Art „leise" Entzündung im Körper, die dauerhaft und in geringer Intensität stattfindet. Im Gegensatz zu einer akuten Entzündung, bei der wir typischerweise Rötungen, Schwellungen und Schmerzen feststellen, bleibt diese Art der Entzündung oft unbemerkt. Das liegt daran, dass sie auf einer sehr kleinen, zellulären Ebene abläuft und meist keine offensichtlichen Symptome zeigt. Aber Vorsicht: Auch wenn wir sie nicht spüren, kann sie langfristig zu ernsthaften Gesundheitsproblemen führen, wie Herzkrankheiten, Diabetes, bestimmten Krebsarten, Gehirnerkrankungen und sogar Rückenschmerzen.

Was passiert da genau im Körper? Bei einer Low-Grade-Inflammation produziert der Körper kleine Mengen von entzündungsfördernden Botenstoffen, den sogenannten Zytokinen. Diese Botenstoffe werden von verschiedenen Zellen, wie Immunzellen, Fettzellen und Zellen der Blutgefäßwände, produziert. Besonders Fettgewebe spielt hier eine Rolle, da es diese entzündungsfördernden Stoffe freisetzen kann. Auch Stoffwechselstörungen, wie z.B. eine Insulinresistenz, können die Entzündungsreaktionen im Körper verstärken.

Interessanterweise können sich diese Entzündungsreaktionen im ganzen Körper ausbreiten. Normalerweise versucht unser Körper, diese Entzündung unter Kontrolle zu halten. Aber bei einer

Low-Grade-Inflammation kann es sein, dass diese Kontrollmechanismen nicht ausreichen oder gestört sind.

Was hat das nun mit Rückenschmerzen zu tun? Diese stille Entzündung kann auch die Bandscheiben beeinträchtigen. Sie können auf entzündliche Botenstoffe und Chemikalien, die durch diese Entzündungsprozesse im gesamten Blutkreislauf zirkulieren können, reagieren und dadurch strukturelle und chemische Veränderungen erfahren, die ihre Funktion beeinträchtigen. Langfristig kann diese zu einer Degeneration der Bandscheiben beitragen und Schmerzen verursachen. Was kann man für ein gesundes Darmmilieu und gegen Low-Grade-Inflammation tun? Permanente Entzündungsprozesse zu reduzieren und ihre Ursachen anzugehen kann helfen, die Degeneration der Bandscheiben zu verlangsamen und die Symptome der Betroffenen zu verbessern. Auch wenn explizite Handlungsempfehlungen auf die individuelle Anamnese von Patient:innen abgestimmt werden sollten, gibt es allgemeingültige Tipps für die Reduktion von stillen Entzündungen und die Förderung eines gesunden Darmmilieus.[85][86][87]

MASSNAHMEN UND THERAPIEOPTIONEN

Die Behandlung oder das Management der Low-Grade-Inflammation kann auf verschiedene Arten angegangen werden, je nach den spezifischen Bedingungen und dem Gesundheitsstatus des Individuums.

ERNÄHRUNG

Die Forschung hat gezeigt, dass die Ernährung eine wesentliche Rolle bei der Regulierung der Low-Grade-Inflammation spielt. Eine ausgewogene Ernährung, die reich an entzündungshemmenden Nährstoffen ist, kann helfen, die Entzündung zu reduzieren und das Risiko chronischer Krankheiten zu verringern.[88]

NÄHRSTOFFE UND MEDIKAMENTE GEGEN STILLE ENTZÜNDUNGEN

Forscher:innen haben sich verschiedene Stoffe angeschaut, um herauszufinden, ob sie bei chronischer, niedriggradiger Entzündung helfen können. Dabei haben sie festgestellt, dass bestimmte Blutdruckmedikamente (Angiotensin-II-Rezeptor-Blocker), Omega-3-Fettsäuren (die man zum Beispiel in Fisch- oder Algenöl findet) und Probiotika (gute Bakterien für den Darm) dazu beitragen können, Entzündungszeichen im Körper zu verringern. Andere Stoffe wie Resveratrol und Vitamin D scheinen jedoch nicht so wirksam zu sein.

KÖRPERLICHE AKTIVITÄT

Konstanz im Training: Regelmäßiges Training fördert Herz und Psyche und stärkt die Darmbakterienvielfalt.

Leichte Aktivität im Alltag einbauen: Kleine Übungen oder Spaziergänge verbessern die Darmgesundheit, indem sie die Verweildauer der Nahrung im Verdauungstrakt verkürzen.

Übungsvielfalt: Eine Mischung aus Ausdauer- und Krafttraining trägt zur Diversifizierung der Darmflora bei.

Durch diese Kombination aus bewusster Ernährung und vielseitiger körperlicher Betätigung kann ein anhaltender, niedriggradiger Entzündungsprozess reduziert und ein positiver Beitrag zur Darmgesundheit geleistet werden. Der Gesundheitszustand, das Ausmaß der Entzündung und eventuelle andere Erkrankungen sollten dabei berücksichtigt werden. [89 90 91]

KAPITEL 4

FALSCHE WORTE SCHADEN – **DAS GESUNDHEITSRISIKO VON MYTHEN**

Herr Müller, 50 Jahre alt, klagt über anhaltende Rückenschmerzen und sucht zum ersten Mal eine orthopädische Praxis auf. Nach einer kurzen Untersuchung teilt ihm der Arzt mit: „Ihre Wirbelsäule zeigt für Ihr Alter deutliche Abnutzungserscheinungen. Es sieht fast so aus, als hätten Sie die Wirbelsäule eines 80-Jährigen." Mit der Diagnose ‚Degenerative Bandscheibenerkrankung' und einem Rezept für Schmerzmittel verlässt Herr Müller die Praxis, die Worte des Arztes noch immer im Ohr. Die Angst breitet sich in ihm aus. Er beginnt, seine täglichen Aktivitäten einzuschränken, aus Sorge, seine Wirbelsäule könnte noch mehr Schaden nehmen. Selbst das Heben einer einfachen Einkaufstasche erscheint ihm nun riskant. Seine Schmerzen scheinen sich täglich zu verschlimmern. So unglaublich es auch klingen mag, Herr Müllers Fall ist kein Einzelfall. Solche oder ähnliche Gespräche finden täglich in Praxen von Gesundheitsexpert:innen statt.

DER BÖSE BRUDER DES PLACEBOEFFEKTS – NOCEBOEFFEKT

Du hast vielleicht schon vom Placeboeffekt gehört, der entsteht, wenn eine positive Erwartung oder der Glaube an die Wirksamkeit einer Behandlung tatsächlich dazu führt, dass du dich besser fühlst. Ein klassisches Beispiel ist eine Zuckerpille, die, wenn sie als schmerzlinderndes Medikament verabreicht wird, eine positive Veränderung der Schmerzwahrnehmung bewirken kann, einfach weil Patient:innen glauben, dass es so sein wird. Aber wusstest du, dass es auch einen dunklen Zwilling des Placeboeffekts gibt? Dieser düstere Bruder wird Noceboeffekt genannt und tritt auf, wenn negative Erwartungen oder Befürchtungen deine Symptome verschlimmern oder neue körperliche Beschwerden und Einschränkungen hervorrufen.

Ein Fallbericht von Reeves et al. (2007) demonstriert diesen Effekt eindrücklich. Ein 26-jähriger Mann, bekannt als Herr A., kam in die Notaufnahme und bat um Hilfe, da er eine hohe Menge seiner Medikamente genommen hatte. Danach brach er zusammen und ließ dabei eine leere Medikamentenflasche fallen. Sofort wurden medizinische Maßnahmen eingeleitet, um ihn zu behandeln. Herr A. war zwar bei Bewusstsein, wirkte aber sehr müde und träge. Er erzählte, dass seine Medikamente Teil einer klinischen Studie für ein neues Antidepressivum waren und er am Vortag sämtliche in seiner Medikamentenflasche befindlichen Kapseln genommen hatte. Anhand der Flasche war nicht ersichtlich, ob es sich bei den Kapseln um das eigentliche Medikament oder ein Placebo handelte. Herr A. war sehr ängstlich und befürchtete, an einer Überdosis zu sterben. Er bestritt, andere Medikamente oder Drogen genommen zu haben. Die Depression von Herrn A. hatte vor etwa zwei Monaten begonnen, nachdem sich seine Freundin von ihm getrennt hatte. Als er von dieser Studie hörte, hatte er sich angemeldet, in der Hoffnung auf Besserung. Im ersten Monat fühlte er eine deutliche Verbesserung seiner Stimmung und hatte keine Probleme mit den Kapseln. Im zweiten Monat, nach einem Streit mit seiner Ex-Freundin, nahm er impulsiv alle verbleibenden Kapseln auf einmal.

Im Krankenhaus war Herr A. blass und schwitzte, hatte einen niedrigen Blutdruck und eine erhöhte Herzfrequenz. Die Ärzte legten ihm eine intravenöse Leitung, um Flüssigkeit zuzuführen und seinen Blutdruck zu stabilisieren. Nachdem er viel Flüssigkeit erhalten hatte, verbesserte sich sein Blutdruck, allerdings nur vorübergehend. Nach einigen Stunden kam ein Arzt von der klinischen Studie und stellte fest, dass Herr A. Placebos, also Tabletten ohne Wirkstoff, genommen hatte. Als Herr A. darüber informiert wurde, verschwanden mit einer großen Erleichterung all seine Symptome.[92]

Dieses Fallbeispiel illustriert eindrücklich, wie stark die mentale Komponente und die Erwartungshaltung eines Menschen die körperliche Reaktion und das Erleben von Symptomen beeinflussen können. Es handelt sich hier um eine deutliche Manifestation des Noceboeffekts, bei dem die negative Erwartung oder Angst vor negativen Ergebnissen zu realen physischen Symptomen führt. Die Tatsache, dass Herrn A.s Symptome verschwanden, sobald er erfuhr, dass die Tabletten, die er eingenommen hatte, Placebos waren, zeigt, wie mächtig der Einfluss des Geistes auf den Körper sein kann. Für Menschen mit Rückenschmerzen, die angsterzeugende Aussagen von Ärzt:innen hören, wie zum Beispiel, dass ihre Wirbelsäule „degeneriert" ist oder dass sie „schwere Bandscheibenschäden" haben, kann dieser Noceboeffekt besonders relevant sein. Solche Aussagen können leicht Ängste schüren und eine negative Erwartungshaltung hinsichtlich ihrer Prognose schaffen. Diese Ängste können dann wiederum zu einer erhöhten

Schmerzwahrnehmung, einer eingeschränkten Mobilität und einer Verschlechterung der Lebensqualität führen.

In einer ähnlichen Weise, wie Herr A. eine körperliche Reaktion auf die Einnahme von Placebo-Tabletten erlebte, die er für ein potenzielles Antidepressivum hielt, können auch Patient:innen mit Rückenschmerzen verstärkte Schmerzwahrnehmungen oder mehr Einschränkungen erleben, basierend auf den negativen Erwartungen, die durch die Aussagen der Ärzte geschaffen wurden.

Eine weitere spannende Untersuchung machten Aslaksen et al. (2015). Hierbei sollte Schmerz von sechs Gruppen mithilfe einer Skala von 0 bis 10 bewertet werden, nachdem die Probanden eine Hitzestimulation mit 48 Grad bekommen haben.

- Gruppe 1 bekam eine schmerzlindernde Salbe mit dem Hinweis, dass sie den Schmerz verringern wird.
- Gruppe 2 bekam eine schmerzlindernde Salbe mit dem Hinweis, dass sie den Schmerz verstärken wird.
- Gruppe 3 bekam eine Placebosalbe, jedoch mit dem Hinweis, dass sie die Schmerzen verringern wird.
- Gruppe 4 bekam eine Placebosalbe mit dem Hinweis, dass sie den Schmerz verstärken wird.
- Gruppe 5 bekam eine schmerzlindernde Salbe ohne zusätzliche Hinweise.
- Gruppe 6 bekam kein Medikament, kein Placebo und keine Information.

Die größte Schmerzreduktion erfuhr Gruppe 1, gefolgt von Gruppe 3. Der wirklich überraschende Teil war allerdings, dass die Gruppe mit der schmerzlindernden Salbe und dem Hinweis, dass es die Schmerzen verstärken wird, die größten Schmerzen angegeben hat. Der Noceboeffekt hat hier also den schmerzlindernden Effekt eines Medikaments komplett ausgeschaltet.[93]

Bei Menschen mit Rückenschmerzen kann die Angst vor Verschlechterung oder Schaden auch dazu führen, dass sie bestimmte Aktivitäten vermeiden, die sie als potenziell schädlich für ihren Rücken erachten. Dieses Vermeidungsverhalten kann wiederum zu einer weiteren Verschlechterung der Funktion und einem erhöhten Schmerzniveau führen, was den Zyklus der Angst und Vermeidung weiter verstärkt.

WENN MRTS UND RÖNTGENBILDER SCHADEN

Eine Studie von Rajasekaran et al. (2021) zeigte, dass die Art und Weise, wie MRT-Befunde berichtet werden, die Wahrnehmung von Personen mit Rückenschmerzen beeinflussen kann. Wenn beispielsweise in einem Bericht steht, dass eine „ernsthafte degenerative Veränderung" vorliegt, könnte dies zu erhöhter Angst und Katastrophisierung führen.[94]

Dass in Deutschland tatsächlich sehr häufig MRTs veranlasst werden, obwohl es dafür keinerlei Indikationen gibt, offenbarten Daten aus einer Studie, die eigentlich etwas ganz anderes untersuchen wollte. Ziel der Kohortenstudie von Walker et al. (2017) war es, zu untersuchen, ob manuelle Therapie am Rücken durch Allgemeinärzt:innen und Orthopäd:innen bei der Routinebehandlung von akuten Rückenschmerzen helfen kann. Dabei wurde geschaut, ob durch diese manuelle Therapie bei der Erstbehandlung weniger Folgetermine nötig sind, ob die Patient:innen seltener krankgeschrieben werden und ob sie weniger Kosten im Gesundheitssystem verursachen im Vergleich zu Patient:innen, die solche manuellen Behandlungen nicht erhalten haben. Die Daten von den über 100.000 Probanden enthüllten eine erschütternde Tatsache. Obwohl Patient:innen mit sogenannten roten Flaggen (also Hinweisen für eine ernste Erkrankung) von dieser Studie ausgeschlossen wurden, wurden bei 36 bis 41 Prozent aller eingeschlossenen Probanden, die mit akuten Rückenschmerzen als Erstversorgung bei Orthopäd:innen waren, eine Bildgebung des Rückens veranlasst, obwohl es nicht indiziert war.[95] Es ist aufgrund dessen also gut vorstellbar, wie oft Menschen mit akuten Rückenschmerzen in Deutschland ein MRT oder Röntgenbild ohne Indikation bekommen. Durch Brinjikji et al. (2015) (siehe der Passus in Kapitel 3 – „Viele Menschen haben Bandscheibendegenerationen ohne Symptome") wissen wir zudem, wie hoch in etwa die Wahrscheinlichkeit ist, dass auf diesen Bildgebungen Veränderungen gefunden werden, die vielleicht überhaupt nichts mit den Symptomen zu tun haben.

DER EINFLUSS VON KATASTROPHISIERUNG

Katastrophisierende Gedanken können die Behandlungsergebnisse bei Rückenschmerzen negativ beeinflussen. Wenn Personen beispielsweise glauben, dass ihre Schmerzen ein Zeichen für ernsthafte Schäden sind, können sie dazu neigen, sich vor Aktivitäten zu fürchten und diese zu vermeiden, was zu einer Verstärkung des Schmerzerlebnisses und einer Zunahme der körperlichen Einschränkung führt.[96][97]

KORREKTE KOMMUNIKATION

Ein einfühlsames Gespräch zwischen dir und deinem Arzt oder deiner Ärztin kann eine wesentliche Rolle spielen. Wenn dir versichert wird, dass Rückenschmerzen häufig sind und oft gut auf Bewegung und andere konservative Behandlungen ansprechen, könntest du dich ermutigt fühlen, aktiv zu bleiben und deinen Alltag fortzusetzen.

Im Gegensatz dazu kann eine negative Kommunikation, die den Rücken als zerbrechlich darstellt, Ängste schüren und dich dazu bringen, Aktivitäten zu vermeiden, die eigentlich hilfreich sein könnten. Es ist von entscheidender Bedeutung, dass sowohl Gesundheitsdienstleister als auch Patient:innen sich der Macht der Worte und der Fehlinformationen bewusst sind.

Eine positive, ermutigende Kommunikation und die Bereitstellung korrekter, entmystifizierter Informationen über den Rücken und

Rückenschmerzen können helfen, die Angst zu reduzieren und die Lebensqualität von Personen mit Rückenschmerzen zu verbessern. Durch das Verständnis, dass der Rücken ein robustes und anpassungsfähiges System ist, kannst du ermächtigt werden, dich aktiv an der Bewältigung deiner Schmerzen zu beteiligen und ein erfüllteres, weniger schmerzhaftes Leben zu führen.

KRAFTTRAINING IST FÜR KINDER UND JUGENDLICHE SCHÄDLICH?

Es hält sich hartnäckig in den Köpfen vieler Eltern und auch einiger Sportlehrer:innen: Krafttraining sei für Kinder und Jugendliche schädlich. Die Angst, es könnte das Körperwachstum beeinträchtigen oder gar die Wachstumsfugen schädigen, schwebt wie ein Damoklesschwert über dem Thema Jugend und Kraftsport. Doch zahlreiche aktuelle Studien und Untersuchungen zeichnen ein anderes Bild. Sie entlarven den Mythos und zeigen auf, dass Krafttraining bei korrekter Durchführung und unter geeigneter Aufsicht nicht nur sicher ist, sondern auch sehr vorteilhaft für die muskuläre und knöcherne Entwicklung von Kindern und Jugendlichen sein kann. Laut einer Studie des American Academy of Pediatrics kann Krafttraining die Knochenmineralisierung anregen und einen positiven Effekt auf die Knochendichte bei Kindern und Jugendlichen haben, ähnlich wie bei älteren Menschen.[98] Doch nicht nur die Knochen profitieren von den Work-outs, auch die Muskelkraft kann deutlich gesteigert werden. Eine Studie von Torres-Costoso et al. (2020) legt nahe, dass Muskelkraft ein nützlicher Marker für die Skelettgesundheit während der Entwicklung ist und als Ziel für Interventionen zur Verbesserung der Knochengesundheit dienen kann.[99] Ein weiterer interessanter Fakt ist, dass Kinder ihre Kraft um beeindruckende 30 bis 50 Prozent steigern können, indem sie ein nur acht- bis zwölfwöchiges, gut konzipiertes Krafttrainingsprogramm absolvierten. Und um diese neu gewonnene Stärke zu erhalten, müssen Jugendliche nur mindestens zweimal pro Woche trainieren.[100] Krafttraining wird zunehmend wichtiger, um den Gesundheitsproblemen, die durch Inaktivität, sitzende Lebensstile und Übergewicht bei Jugendlichen entstehen, entgegenzuwirken. Die Evidenz zeigt eindeutig, dass Krafttraining für Kinder und Jugendliche sicher und effektiv ist.[101]

BEEINTRÄCHTIGTES WACHSTUM DURCH WACHSTUMSHORMONE

Ein Mythos lautet, dass Krafttraining bei Kindern und Jugendlichen die Ausschüttung von Wachstumshormonen fördert, die das Wachstum beeinträchtigen können, was viele Eltern und Trainer davon abgehalten hat, jungen Menschen das Krafttraining zu empfehlen oder zu erlauben.

Eine umfassende Untersuchung zeigte, dass Kinder im Alter von sieben bis zwölf Jahren, die Krafttraining oder Widerstandsübungen machten, kein unterschiedliches lineares Wachstum im Vergleich zu Kindern aufwiesen, die kein Krafttraining machten.[102] Die Forschung hat auch gezeigt, dass die Veränderungen im Wachstumshormonspiegel durch Training gering und nicht signifikant sind und die Wachstumshormonantwort auf Training altersabhängig ist.[103]

Die komplexe Reaktion des Körpers auf Training, insbesondere die Kontrolle der Wachstumshormonausschüttung, ist zwar noch nicht vollständig verstanden, aber es gibt klare Hinweise darauf, dass Kinder in fortgeschritteneren pubertären Stadien mit höheren Spitzenkonzentrationen von Wachstumshormonen reagieren, was jedoch nicht das Wachstum beeinträchtigt.[104]

WACHSTUMSFUGENSCHÄDIGUNG

Auch der Mythos, dass Krafttraining bei Kindern und Jugendlichen zu Schädigungen der Wachstumsfugen führt und aufgrund dessen das Wachstum beeinträchtigt, hält sich hartnäckig. Wachstumsfugen, auch Epiphysenfugen genannt, sind Bereiche aus Knorpel am Ende langer Knochen, die bei Kindern und Jugendlichen für das Knochenwachstum verantwortlich sind. Sie sind die letzten Teile des Knochens, die verknöchern, was bedeutet, dass der Knochen hier noch wächst. Doch zahlreiche wissenschaftliche Untersuchungen widerlegen diese Annahme. Ein gut überwachtes und durchgeführtes Krafttraining für Kinder und Jugendliche ist sicher und erhöht auch nicht das Risiko von Verletzungen der Wachstumsfugen.[105] Im Gegenteil, Krafttraining kann bei richtiger Anleitung und Ausführung helfen, Verletzungen an den Wachstumsfugen, dem Knorpel und der gesamten Skelettstruktur zu minimieren.[106]

Interessanterweise treten in anderen Sportarten, die höhere Belastungen auf den Körper ausüben, wie zum Beispiel Football, Rugby und Hockey, oft höhere Belastungen auf die Knochen und Gelenke auf. Paradoxerweise machen sich hier die wenigsten Sorgen bezüglich des Wachstums. Diese Sportarten können viele positive Auswirkungen auf die körperliche und soziale Entwicklung haben, sie fördern die körperliche Aktivität, die Entwicklung von motorischen Fähigkeiten und verbessern das Selbstvertrauen und die Teamfähigkeit. Sie bringen jedoch ein höheres Risiko für Verletzungen und Schäden an Knochen und Gelenken mit sich, insbesondere bei unzureichender Vorbereitung oder unangemessener Spielintensität.

Insgesamt zeigt die bestverfügbare Evidenz unschlagbare Vorteile von Krafttraining für Kinder und Jugendliche, mit einem geringen Verletzungsrisiko, und macht es damit zu einer der sichersten Sportarten der Welt. Es ist jedoch von entscheidender Bedeutung, dass das Training gut überwacht und richtig gestaltet wird, um die Sicherheit zu gewährleisten und das Risiko von Verletzungen zu minimieren.

DER UNTERSCHÄTZTE JUNGBRUNNEN

Krafttraining und das Aufbauen von mehr Muskelmasse sind nicht nur für Sportler:innen oder junge Menschen wichtig. Sie bringen viele Vorteile für unser aller Gesundheit mit sich. Hier sind einige Gründe, warum auch du darüber nachdenken solltest, regelmäßig deine Muskeln zu trainieren:

Stärkere Knochen: Deine Knochen werden durch Krafttraining gestärkt, was besonders im Alter wichtig ist, um das Risiko von Knochenbrüchen durch Stürze zu verringern.[107]

Mehr Energie: Durch Krafttraining kannst du Muskelmasse aufbauen und Fett verlieren, was dir mehr Energie gibt und dich belastbar für alle möglichen Alltagsaktivitäten macht.[108]

Schutz vor Herz-Kreislauf-Erkrankungen: Menschen, die regelmäßig Krafttraining betreiben, haben ein um 40 bis 70 Prozent verringertes Risiko für Herzinfarkte, Schlaganfälle oder herzbedingte Todesfälle im Vergleich zu Menschen, die kein Krafttraining machen.[109] Bereits ein bis zwei Einheiten Krafttraining pro Woche sind mit einer etwa 20- bis 25-prozentigen Risikoreduktion für Herz-Kreislauf-Erkrankungen verbunden.[110] Auch das Risiko für Typ-2-Diabetes und Herz-Kreislauf-Erkrankungen durch verschiedene biologische Mechanismen, wie die Verbesserung der Insulinsensitivität, kann durch Krafttraining reduziert werden.[111]

Längeres Leben: Mehrere Studien zeigen, dass Menschen mit mehr Muskelmasse tendenziell länger leben und weniger anfällig für bestimmte Krankheiten sind.[112]

Schutz vor muskuloskelettalen Verletzungen: Krafttraining kann die Anzahl der Sportverletzungen auf weniger als ein Drittel reduzieren und die Überbelastungsverletzungen fast halbieren.[113]

Allgemeine Fitness und Wohlbefinden: Schließlich trägt Krafttraining zu unserem allgemeinen Wohlbefinden bei. Es hilft uns, fit zu bleiben, besser zu schlafen und uns einfach gut zu fühlen.

Es gibt also viele gute Gründe, warum Krafttraining ein Teil deines Lebens sein sollte, egal wie alt du bist. Es ist ein wahrer Jungbrunnen, der dir hilft, gesund zu bleiben und dein Leben in vollen Zügen zu genießen.

JOGGEN FÜHRT ZU ARTHROSE?

Es ist ein weitverbreiteter Glaube, dass Laufen, insbesondere auf hartem Untergrund oder über lange Distanzen, das Risiko für Arthrose, insbesondere im Knie- und Hüftbereich, erhöhen kann. In der Realität zeigen zahlreiche Studien, dass moderate Laufaktivitäten das Risiko für Arthrose nicht erhöhen und sogar gesundheitsfördernd sein können. Eine systematische Übersichtsarbeit und Metaanalyse aus dem Jahr 2017, die 25 Studien mit insgesamt über 125.000 Individuen einschloss, hat den Zusammenhang zwischen Laufen auf Freizeit- und Wettkampfebene und Arthrose untersucht. Interessanterweise wurde festgestellt, dass Freizeitläufer:innen ein geringeres Vorkommen von Arthrose hatten im Vergleich zu Wettkampfläufer:innen und Kontrollpersonen, die nicht liefen. Bei den Freizeitläufern hatten nur 3,5 von 100 Personen Arthrose, bei den Wettkampfläufern waren es 13,3 von 100 und bei den Nichtläufern 10,2 von 100. Besonders interessant war, dass Menschen, die weniger als 15 Jahre lang gelaufen sind, ein niedrigeres Arthroserisiko hatten im Vergleich zu denen, die nicht liefen.[114]

Die vorliegende Evidenz deutet darauf hin, dass Laufen, insbesondere auf Freizeitebene, nicht mit einem erhöhten Risiko für Arthrose verbunden ist. Im Gegenteil, moderate Laufaktivitäten könnten sogar vorteilhaft sein und das Risiko für Arthrose verringern. Moderate körperliche Aktivität, einschließlich Laufen, ist ein wichtiger Bestandteil eines gesunden Lebensstils und kann zur Aufrechterhaltung der Gelenkgesundheit beitragen. Es ist jedoch auch wichtig zu beachten, dass die Intensität und Dauer des Laufens, insbesondere auf Wettkampfebene, möglicherweise mit einem erhöhten Risiko für Arthrose verbunden sein könnten. Daher ist es für Läufer:innen ratsam, auf ihren Körper zu hören und ihr Lauftraining langsam und graduell zu steigern.

STOSSBELASTUNGEN BEIM LAUFEN SIND SCHLECHT FÜR DIE BANDSCHEIBEN?

Einige Forscher:innen haben früher argumentiert, dass der Stoffwechsel der Bandscheiben bei Menschen zu langsam ist, um positiv auf Übungen zu reagieren. Doch aktuelle Erkenntnisse zeigen, dass regelmäßiges Laufen die Bandscheiben tatsächlich stärken und dabei helfen kann, sie gesund zu halten.

Langfristiges Laufen ist bei Männern und Frauen mit einer besseren Zusammensetzung der Bandscheiben (mehr Flüssigkeit und Proteoglykangehalt) und einer Vergrößerung der Bandscheiben verbunden. Das bedeutet, dass die Bandscheiben von Menschen, die sich regelmäßig den Stößen beim Laufen aussetzen, besser mit Flüssigkeit und Nährstoffen versorgt und praller sind, was auf gesündere Bandscheiben hindeutet.[115][116]

Joggen ist also tatsächlich gut für die Gesundheit der Bandscheiben und nicht schlecht, wie man früher dachte. So kann das Laufen, anstatt die Bandscheiben zu schädigen, dabei helfen, sie stark und gesund zu halten.

DAS GESCHÄFT MIT DER VERUNSICHERUNG – LAUFSCHUHE, EINLAGEN UND LAUFANALYSEN

Hartnäckig hält sich auch der Mythos, dass teurere Laufschuhe besser performen als ihre preisgünstigeren Pendants. Doch einige Studien widersprechen dieser Annahme. Eine Untersuchung fand beispielsweise heraus, dass Läufer:innen, die teure Laufschuhe trugen, im Vergleich zu denen mit preisgünstigeren Schuhen keine geringere Verletzungsrate aufwiesen. Tatsächlich waren die teuren Schuhe mit einer höheren Verletzungsrate assoziiert.[117][118]

Laufanalysen und individuell angepasste Einlagen werden oft als Mittel zur Verbesserung der Laufleistung und zur Verringerung des Verletzungsrisikos beworben. Doch auch hier gibt es erhebliche Zweifel an der Wirksamkeit. Eine Studie fand heraus, dass sowohl maßgefertigte als auch vorgefertigte Einlagen im Vergleich zu Kontrolleinlagen keine Reduzierung der Stoßbeschleunigungen zeigten, was ihre Wirksamkeit beim Schutz vor verletzungsassoziierten Beschleunigungen infrage stellt.[119]

Auch die Wirksamkeit von Laufanalysen ist umstritten. Eine umfangreiche Studie evaluierte die Effektivität der Neuschulung des Laufbildes, Leistung, Schmerz und Verletzungen bei Distanzläufern und fand keine signifikanten Vorteile.[120]

Die Erkenntnisse aus diesen Studien deuten darauf hin, dass teurere Laufschuhe, individuell angepasste Einlagen und Laufanalysen nicht unbedingt die erwarteten Vorteile in Bezug auf Leistung und Verletzungsprävention bieten. Es wäre vielleicht klüger, sich auf die Suche nach bequemen Laufschuhen zu konzentrieren, die keine Druckstellen erzeugen, und auf den eigenen Körper zu hören, um das Laufen zu genießen und gleichzeitig das Verletzungsrisiko zu minimieren.

IN FÜNF SCHRITTEN MIT DEM LAUFTRAINING SICHER EINSTEIGEN

Wenn du noch nie joggen warst oder nach einer Verletzung oder Krankheit wieder sicher einsteigen möchtest, gibt es ein einfaches Schema, das deinem Körper die optimalen Voraussetzungen dafür bietet, sich ohne Verletzungen oder Schmerzen an diese Belastung anzupassen.

Schritt 1: Aufwärmung für ein geschmeidiges Laufgefühl. Führe zwei bis drei leichte Dehnübungen vor dem Laufen aus, entweder federnd oder haltend. Sinnvoll wären Übungen für die Hüftmuskulatur, die Oberschenkelmuskulatur und die Wadenmuskulatur. Alternativ kannst du auch einfach kurze aktive Bewegungen machen. Auf der Stelle hüpfen, Knie beugen, Waden heben – mache es nicht zu kompliziert. Fünf bis zehn Minuten sollten absolut ausreichen. Das Aufwärmen vor dem Training ist für eine optimale Leistung unerlässlich, da es die Körpertemperatur, den Stoffwechsel und die mentale Vorbereitung verbessern kann.[121][122]

Schritt 2: Geringstmögliches Überlastungsrisiko durch unterschwelligen Einstieg. Beginne in der ersten Woche mit einer Laufzeit von lediglich drei bis fünf Minuten. Ein langsamer Einstieg in das Lauftraining kann das Risiko von Überlastungsverletzungen reduzieren.

Schritt 3: Erst höhere Frequenz der Einheiten bei geringerer Laufdauer. Wenn du nach der ersten Trainingseinheit neben einem leichten Muskelkater keine Schmerzen hast, kannst du die Laufeinheiten alle zwei bis drei Tage durchführen und die Laufdauer pro Einheit um zwei Minuten steigern. Ein stufenweises Steigerungsschema kann das Verletzungsrisiko im Vergleich zu einem aggressiven Steigerungsschema reduzieren.

Schritt 4: Reduktion der Frequenz. Solltest du mit dem genannten Steigerungsschema bei einer Laufdauer von 30 Minuten angekommen sein, reduzierst du die Frequenz der Einheiten auf alle drei bis vier Tage. Bei dieser Frequenz steigerst du von nun an nur noch die Laufdauer (weiterhin um zwei bis maximal fünf Minuten pro Einheit). Die Anpassung von Laufdauer und -frequenz ist entscheidend, um Verletzungen zu vermeiden und die Leistung zu verbessern.[123]

Schritt 5: Ziele setzen. Möchtest du vielleicht irgendwann einmal einen Marathon laufen? Dann steigere die Strecke und Laufgeschwindigkeit weiter so graduell wie möglich bis zu diesem Ziel. Willst du fit sein und den Aktivitätsleitlinien der WHO gerecht werden? Dann reichen in der Regel 150 bis 300 Minuten moderate Intensität pro Woche aus.[124]

KAPITEL 5

AKUTHILFE BEI RÜCKEN- ODER NACKEN-SCHMERZEN

Wenn du diesen Abschnitt beginnst, befindest du dich vielleicht gerade inmitten einer Welle von Schmerzen, die dich zwingt, nach Antworten und Linderung zu suchen. Genau dabei möchte ich dir helfen. Dieses Kapitel ist wie ein sicherer Hafen, der dir konkrete, verständliche und anwendbare Ratschläge bietet, um durch das stürmische Meer der akuten Schmerzen zu navigieren. Wir werden gemeinsam deine roten Flaggen erkunden, um sicherzustellen, dass du weißt, wann und wie professionelle Hilfe zu suchen ist, und dir gleichzeitig praktische, sofort umsetzbare Übungen und Strategien an die Hand geben, um die Kontrolle zurückzugewinnen. Über zehn Jahre meiner klinischen Erfahrung als Physiotherapeut sollen dir hier ein präzises Gerüst geben, an dem du dich entlanghangeln kannst, um bestmöglich auf deine Rücken- oder Nackenschmerzen zu reagieren. Dabei gibt es nicht DIE eine perfekte Übung, sondern vielmehr ein Spektrum an Maßnahmen, welches ganz individuell an deine Symptome und Reaktionen angepasst wird.

WARUM DU DIR WEGEN DEINER RÜCKEN- ODER NACKENSCHMERZEN WAHRSCHEINLICH KEINE SORGEN ZU MACHEN BRAUCHST

Oft ist die erste Reaktion auf Rücken- oder Nackenschmerzen Besorgnis oder sogar Angst, insbesondere wenn die Schmerzen plötzlich auftreten oder besonders intensiv sind. Hier will ich dir jedoch erklären, warum sie normalerweise harmlos sind und was du tun kannst, um dich schnellstmöglich von ihnen zu erholen.

Nacken- oder Rückenschmerzen sind oft das Ergebnis von einfachen Überlastungen oder einem Mangel an Bewegungs- oder Haltungsvielfalt, die die Strukturen deines Rückens oder Nackens zwar ermüden und sensibilisieren können, aber keinen direkten Schaden erzeugen. Manchmal entstehen auch tatsächlich kleinere Verletzungen, die aber in der Regel von selbst heilen und kein Grund zur Beunruhigung sind.

Selbst wenn die Schmerzen mehrere Tage oder sogar Wochen anhalten, bedeutet dies nicht unbedingt, dass etwas Ernsthaftes dahintersteckt. In vielen Fällen braucht der Körper nur Zeit, um sich zu erholen. In der Zwischenzeit können Übungen helfen, kontraproduktive Verhaltensweisen wie übermäßige Schonung zu reduzieren und die Bewegungs- und Haltungsvielfalt zu verbessern. Zudem sind Übungen ein hervorragendes Mittel, um das Vertrauen in die Belastbarkeit des Rückens zu stärken. Dies kann die Erholung von Rücken- oder Nackenschmerzen beschleunigen.

WANN DU EINEN ARZT ODER EINE ÄRZTIN AUFSUCHEN SOLLTEST

Obwohl es eher die Ausnahme ist, können Rücken- oder Nackenschmerzen manchmal ein Warnzeichen für ernsthafte Ursachen wie

Krebs, Infektionen, Autoimmunerkrankungen oder strukturelle Probleme wie eine Rückenmarksverletzung oder eine Einengung eines wichtigen Blutgefäßes darstellen. Zum Glück gehen die meisten dieser beunruhigenden Zustände neben Schmerzen auch mit anderen auffälligen Anzeichen und Symptomen einher und werden wahrscheinlich rechtzeitig und korrekt diagnostiziert. Wenn du die roten Flaggen kennst, kannst du rechtzeitig eine medizinische Untersuchung in die Wege leiten, ohne dich zuvor übermäßig zu beunruhigen.

ROTE FLAGGEN – WARNZEICHEN

Die Grundregel lautet, dass du erst dann eine gründlichere medizinische Untersuchung einleiten solltest, wenn ein oder mehr allgemeine Warnzeichen bei Rücken- oder Nackenschmerzen vorhanden sind:

- Sie belasten dich seit mehr als etwa sechs Wochen und sind schwerwiegend und/oder bessern sich nicht oder verschlechtern sich sogar zunehmend.
- Du hattest einen Unfall, bei dem Kräfte im Spiel waren, die ausreichend sein könnten, um deine Wirbelsäule zu brechen oder Nerven zu schädigen.
- Es gibt mindestens eine weitere rote Flagge, die wir uns im Folgenden anschauen werden.

Es ist zu beachten, dass die meisten Menschen viele von den folgenden roten Flaggen nicht bestätigen werden können! Aber je mehr auf dich zutreffen, desto ratsamer wäre es, deinen Arzt oder deine Ärztin zu fragen, ob eine ernsthaftere zugrunde liegende Krankheit vorliegen könnte als nur Rücken- oder Nackenschmerzen. Die meisten Menschen, die einen oder zwei Punkte auswählen, haben wahrscheinlich keine alarmierenden gesundheitlichen Probleme. Dennoch sind rote Flaggen ein Grund zur Untersuchung, nicht zur Panik.

- Schmerzen beim sanften Klopfen auf die Wirbelsäule
- Unbeabsichtigter starker Gewichtsverlust
- Episoden von unerklärtem Fieber und/oder Schüttelfrost
- Ein intensiver Kopfschmerz und/oder Schwierigkeiten, den Kopf nach vorne zu beugen (Nackensteifheit), und/oder Fieber und/oder eine veränderte geistige Verfassung
- Großflächige Taubheit im Bein oder Arm, Beckenboden oder Gesicht
- Lähmungserscheinungen im Arm oder Bein
- Ein plötzlich auftretender, intensiver Kopfschmerz, der als „Vernichtungsschmerz" bezeichnet wird (es gibt viele Ursachen von Kopfschmerzen, und die meisten sind harmlos, sollten aber immer untersucht werden)
- Starke, neu auftretende Schmerzen (pulsierend oder einschnürend)
- Episoden von unerklärlichem Schwindel und/oder Übelkeit und Erbrechen
- Allgemeines ausgeprägtes Krankheitsgefühl[125]

Auch wenn keine dieser roten Flaggen auf dich zutreffen, könnte auch ein dauerhafter geringer Schmerz, der sich über sechs Wochen nicht verändert, ein Grund sein, um es beim Arzt abklären zu lassen.

MEDIZINISCHE NOTFÄLLE

Einige Symptome, die im Zusammenhang mit Rücken- oder Nackenschmerzen auftreten können, erfordern sofortige medizinische Aufmerksamkeit, da sie auf ernsthafte und möglicherweise lebensbedrohliche Zustände hinweisen können. Hier sind einige Symptome, bei denen du sofort den Krankenwagen rufen solltest:

- **Verlust der Blasen- oder Darmkontrolle:** Dies könnte auf ein Cauda-Equina-Syndrom hinweisen, ein seltener, aber ernster Zustand, der sofortige chirurgische Intervention erfordern kann.
- **Brustschmerzen:** Wenn Rücken- oder Nackenschmerzen mit Brustschmerzen oder Druck in der Brust einhergehen.

- **Verlust des Bewusstseins:** Ohnmacht oder ein Zustand von Verwirrtheit und Desorientierung.

RÜCKENSCHMERZ- UND NACKENSCHMERZARTEN

Für den einen beginnt der Tag mit einem dumpfen Schmerz und einem steifen Gefühl nach einer unruhigen Nacht, für die andere ist es das unangenehme Ziehen nach einem langen Arbeitstag am Schreibtisch. Manchmal sind es auch die plötzlichen, scharfen Schmerzen, die uns beim Heben einer schweren Kiste durchzucken. Die Gründe für diese Beschwerden sind so vielfältig wie die Schmerzen selbst. In den folgenden Abschnitten tauchen wir in die verschiedenen Arten von Rücken- und Nackenschmerzen und ihre möglichen Ursachen ein.

EINSCHIESSENDER LOKALER BEWEGUNGSSCHMERZ

Ist der Nackenschmerz sehr stechend und plötzlich im Zusammenhang mit einer Bewegung des Kopfes oder der Arme aufgetreten, so handelt es sich meist um eine mechanische akute Reizung eines Gewebes. Hierbei ist meistens kein Gewebe direkt verletzt. Auch das Phänomen des Einklemmungsgefühls spiegelt nicht unbedingt die strukturelle Realität wider. Eine mechanisch starke Reizung durch eine ungewohnte Bewegung kann sich durchaus anfühlen, als würde ein Wirbel klemmen oder ein Nerv feststecken, obwohl dies nicht der Fall ist.

VERLEGEN – DER STEIFE NACKEN NACH DEM AUFWACHEN

Wenn der Hals nach dem Aufwachen in einer Position verharrt und einfach wie blockiert ist, dann hat auch dieser Zustand nichts damit zu tun, dass Körperstrukturen nicht an der Stelle sind, wo sie hingehören.

Hierbei kann schon eine etwas andere Kopfposition als sonst zu einer ungewohnten Belastung führen, auf die die Rezeptoren mit vermehrten Reizen reagieren. Diese können über die Nacht verteilt zu einer akuten, aber moderaten neurogenen Entzündung im Bereich der Gelenke führen. Infolgedessen können die Muskeln um diese Stelle herum eine Art Schutzspannung aufbauen. Diese Dauerkontraktion kann die Muskeln ermüden lassen, sodass diese auch noch zum Schmerz beitragen und die Beweglichkeit hemmen. Dieser Mechanismus führt zu diesem blockierten oder manchmal sogar „ausgerenkten" Gefühl.

UNTER EINSEITIGER BELASTUNG ODER HALTUNG ZUNEHMENDE SCHMERZEN

Schmerzen, die mit der Dauer einer einseitigen Belastung oder Haltung zunehmen und sich vor allem im muskulären Bereich befinden, stehen im Zusammenhang mit einer Ermüdung dieser Struktur. So kann eine dauerhaft gleicharbeitende Muskulatur, wie bei einer einseitigen Haltung, zu einer vermehrten Ansammlung von Stoffwechselendprodukten im Gewebe führen. Diese chemischen Stoffe erzeugen an den sogenannten Chemorezeptoren einen Reiz, der ab einer bestimmten Anhäufung als Schmerz empfunden werden kann. Häufig werden Nackenschmerzen dieser Art schnell besser, sobald abwechslungsreiche Haltungen oder Bewegungen durchgeführt werden. Hierbei können Stress, Angst, Sorgen und ein schlechter Trainingszustand der Muskulatur beitragende Faktoren für den Schmerz sein.

NACKENSCHMERZEN MIT SCHMERZAUSSTRAHLUNG IN DEN KOPF ODER IN DEN SCHULTERGÜRTEL

Muskeln, Faszien und Gelenke des Nackens können auch ein Ausstrahlen in verschiedene Bereiche des Kopfes und des Schultergürtels auslösen. So berichten Nackenschmerzbetroffene mitunter auch von Schmerzen in den Schläfen, den Augenhöhlen, der Stirn, den

Kiefergelenken und den Schulterblättern. Nehmen die Schmerzen mit entspannenden Maßnahmen oder abwechslungsreichen Bewegungen wieder ab, ist die Wahrscheinlichkeit hoch, dass sie nicht mit einem strukturellen Schaden zu tun haben müssen. Vielmehr ist auch bei diesem Phänomen ein Zusammenhang zwischen Stress, Angst, Sorgen und einem schlechten Trainingszustand der Muskulatur zu beobachten.

NACKENSCHMERZEN MIT SCHWINDEL

In einigen extremen Fällen von Nackenverspannungen können auch Schwindelsymptome entstehen, die wieder abnehmen, wenn auch der Spannungszustand der Nackenmuskulatur wieder abnimmt.

EIN LEITFADEN FÜR DIE ÜBUNGSGESTALTUNG

In den folgenden Kapiteln möchte ich dir Maßnahmen und Übungen in verschiedenen Stufen zeigen, die dir bei akuten Rücken- oder Nackenschmerzen helfen können, dir Linderung zu verschaffen. Die ersten Übungsstufen sorgen dafür, dass deine Symptome kurzfristig gedämpft werden, deine Muskulatur normale Bewegungsmuster wieder Stück für Stück zulässt und sich damit entspannt. Höhere Übungsstufen sollen die Belastbarkeit deines Rückens und Nackens nachhaltig erhöhen und dich auf zukünftige Alltagsbelastungen bestmöglich vorbereiten. Zudem wird dadurch das Vertrauen in den Körper gestärkt und Bewegungsoptimismus erzeugt. Damit du nicht alle Übungen auf einmal machst und eine Schmerzverstärkung riskierst, ist es wichtig, nach bestimmten Prinzipien und Grundsätzen zu handeln.

DIE 24-STUNDEN-REGEL

Wenn du mit meinen Übungen daran arbeitest, deine Beschwerden zu lindern, dann ist die 24-Stunden-Regel ein wichtiger Begleiter auf deinem Weg zur Besserung. Diese Regel hilft dir zu verstehen, wie dein Körper auf bestimmte Übungen reagiert und wie du deine Übungsroutine sicher gestalten kannst.

Die 24-Stunden-Regel ist einfach, aber wirkungsvoll: Wenn der Schmerz durch eine bestimmte Übung oder Aktivität leicht erhöht wird, sollte er innerhalb von 24 bis maximal 48 Stunden nach der Übung auf das ursprüngliche Niveau oder darunter zurückkehren. Klingt der Schmerz nicht innerhalb dieses Zeitraums ab oder verschlimmert er sich, ist dies ein Signal dafür, dass die Aktivität möglicherweise zu intensiv und dein Nervensystem noch nicht bereit dafür war.

ANWENDUNG DER 24-STUNDEN-REGEL

Selbstüberwachung: Nutze die 24-Stunden-Regel, um deine Reaktionen auf die Übungen zu verstehen und anzupassen. So entwickelst du ein besseres Gespür für das, was deinem Rücken guttut.

Progressive Belastung: Diese Regel hilft dir, deine Übungen schrittweise zu steigern, ohne deinen Körper zu überfordern. So kannst du deine Stärke und Mobilität ohne das Risiko einer weiteren Verletzung verbessern.

Warum ist die 24-Stunden-Regel wichtig? Die 24-Stunden-Regel fördert eine sicherere und effektivere Übungsprogression. Sie hilft dir, die Grenzen zu erkennen, innerhalb derer sich dein Körper positiv anpasst.

SCHMERZSKALA

Es können während der Übungen Schmerzen entstehen oder verstärkt werden. Dies ist auch vollkommen in Ordnung und nicht kontraproduktiv, solange sie in einem bestimmten Bereich bleiben. Die numerische Schmerzskala (NRS) ist eine einfache, aber effektive Methode zur Bewertung deines Schmerzniveaus. Auf einer Skala von 0 bis 10, wobei 0 keinen Schmerz und 10 den schlimmstmöglichen Schmerz (kurz vor Verlust des Bewusstseins) darstellt, kannst du deinen Schmerz während der Übungen und danach bewerten.

Schmerzbewertung während der Übung: Bewerte deinen Schmerz kontinuierlich, während du deine Übungen durchführst. Ein Schmerzniveau von 4 bis 5 auf der NRS während der Übung ist akzeptabel und kein Anzeichen dafür, dass du etwas falsch machst.

Anpassung bei höherem Schmerzniveau: Wenn dein Schmerzniveau deutlich über 6 steigt, ist es Zeit, deine Übungsparameter anzupassen. Dies könnte bedeuten, die Anzahl der Wiederholungen zu verringern, die Intensität der Übung zu reduzieren oder die Übung selbst zu modifizieren.

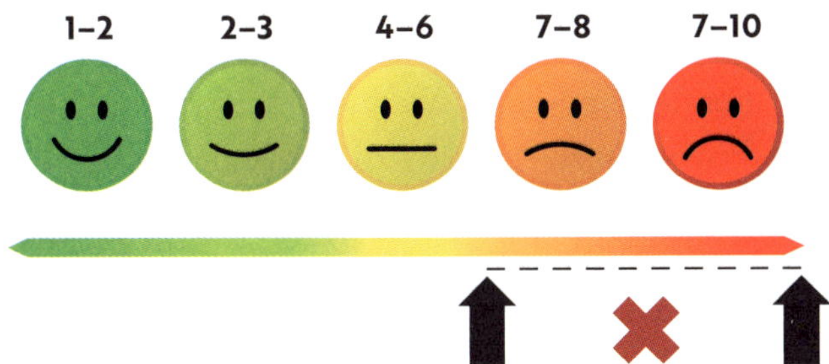

Akzeptabel: Der Schmerz steigt von 0-10 während und nach Übung nicht über 4-5 und kommt nach 24-48h wieder auf dem Ursprungsniveau an. Das war noch zuviel: Der Schmerz steigt während der Übung weit über 5-6 und hält über 48h an.

ANPASSUNG DER ÜBUNGSPARAMETER

Verlängern der Satzpausen: Sollte der Schmerz weit über 6 ansteigen, pausierst du für fünf Minuten in Rückenlage und probierst die Übung danach noch einmal. Kommt der Schmerz nach den folgenden Anpassungsoptionen wieder über 6, beendest du die Übungen.

Verringern der Wiederholungen: Wenn der Schmerz zu intensiv wird, könntest du die Anzahl der Wiederholungen um die Hälfte reduzieren, um deinem Körper eine Chance zur Erholung zu geben.

Reduzieren der Intensität: Eine andere Möglichkeit ist die Reduzierung der Intensität der Übung, beispielsweise durch die Verwendung leichterer Gewichte oder die Durchführung einer einfacheren Variante der Übung.

Modifizieren der Übung: Manchmal kann auch eine Modifikation der Übung selbst notwendig sein, um den Schmerz zu reduzieren. Dies könnte bedeuten, eine andere Übung zu wählen, die weniger belastend für deinen Rücken ist.

Erhöhung der Pausentage: Wenn du feststellst, dass der Schmerz anhaltend ist oder sich von Training zu Training verschlechtert, könnte es hilfreich sein, die Anzahl der Ruhetage zwischen den Trainingseinheiten zu erhöhen. Dies gibt deinem Körper mehr Zeit zur Erholung und Heilung. Statt beispielsweise jeden zweiten Tag zu trainieren, könntest du auf ein Schema von zwei Trainingstagen pro Woche umsteigen. Es ist wichtig, auf die Signale deines Körpers zu hören und das Training entsprechend anzupassen, um eine Überbelastung und mögliche Verletzungen zu vermeiden.

Kombinieren: Sollte der Schmerz durch einzelne Anpassungen nicht modifiziert werden können, so ist manchmal eine Kombination der Anpassungsoptionen nötig.

WELCHEN VERLAUF KANNST DU ERWARTEN?

Normalerweise bauen sich akute unspezifische Schmerzen zusammen mit der Reduktion einer möglichen Schutzspannung und steigendem Vertrauen über drei bis vier Wochen ab. Dabei kann es immer wieder Phasen geben, in denen der Schmerz wieder etwas stärker aufflammt. Dies bedeutet nicht zwangsläufig, dass etwas schiefgelaufen ist oder etwas nicht stimmt. Ein Auf und Ab gehört zu jeder Rehabilitation dazu. Wichtig ist, dass die Schmerzen über Wochenbilanzen Stück für Stück zurückgehen und du dich immer mehr bewegen und belasten kannst.

ÜBUNGSSTUFE 1: ATEMÜBUNGEN & MASSAGE

Wenn du unter akuten Nacken- oder Rückenschmerzen leidest, kann es hilfreich sein, mit leichten Übungen anzufangen, die den Nacken indirekt beeinflussen. Eine einfache und effektive Methode, um dein Nervensystem zu entspannen und Stress abzubauen, sind gezielte Atemübungen. Mit einer speziellen Atmung kannst du eine mögliche Schutzspannung in deinem Nacken oder Rücken reduzieren und eine allgemeine Entspannung des Nervensystems erzeugen. Lass uns einige Atemübungen kennenlernen, die dir helfen können, deine Nacken- und Rückenschmerzen nach und nach zu lindern. Diese Stufe ist für alle Arten von Rücken- und Nackenschmerzen geeignet.

DIE TIEFE BAUCHATMUNG

Die tiefe Bauchatmung ist eine einfache und dennoch effektive Technik, um eine unbewusste Anspannung im Nacken- und Rückenbereich zu reduzieren. So kannst du sie durchführen:

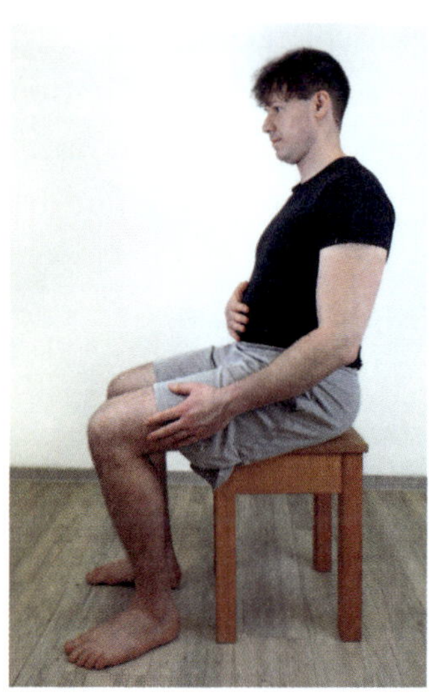

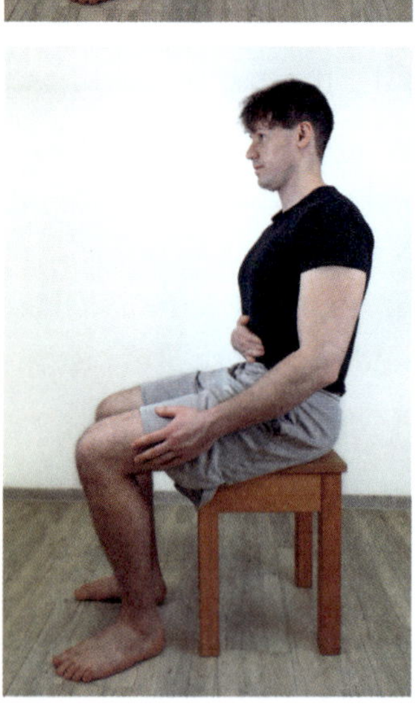

- ▲ Setze dich bequem hin oder lege dich auf den Rücken.
- ▲ Lege eine Hand auf deinen Bauch, direkt unter dem Brustkorb, und die andere Hand auf deine Brust.
- ▲ Atme langsam durch die Nase ein und spüre, wie sich dein Bauch sanft nach außen ausdehnt. Deine Brust sollte sich dabei nur minimal bewegen.
- ▲ Halte den Atem für einen kurzen Moment an und atme dann langsam durch den Mund aus, während sich dein Bauch wieder in Richtung Wirbelsäule zurückzieht.
- ▲ Wiederhole diese Atemübung für etwa fünf bis zehn Minuten und achte darauf, dass du ruhig und gleichmäßig atmest.
- ▲ Deine Schultern lässt du bei jeder Ausatmung bewusst und so weit es geht sinken, ohne sie aktiv nach unten zu ziehen.

TIEFE BRUSTKORBATMUNG MIT SCHULTERGÜRTELBEWEGUNG

Bei dieser Bewegung wird etwas mehr Dehnung in der Nackenmuskulatur erzeugt:

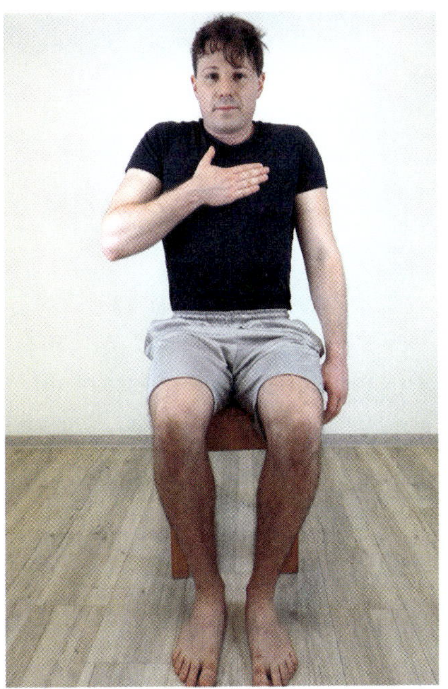

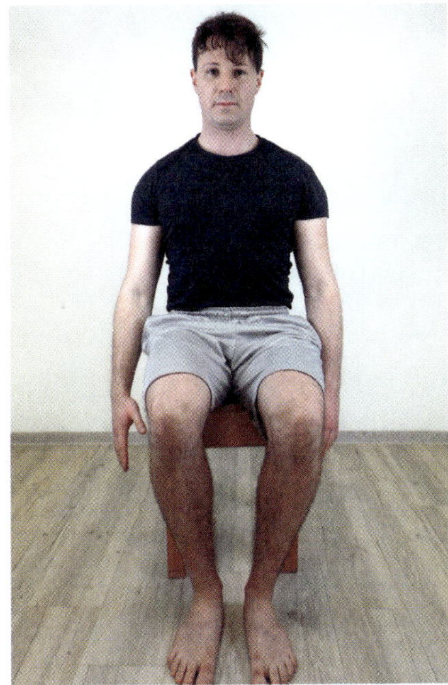

▲ Lege eine Hand auf deinen Brustkorb, in der Nähe deines Herzens, und die andere Hand auf deinen Oberschenkel.

▲ Atme langsam und tief durch die Nase ein. Spüre, wie sich deine Bauchdecke hebt und sich Luft in deine Lungen füllt. Fühle, wie sich deine Brust sanft ausdehnt.

▲ Atme nun langsam und gleichmäßig durch den Mund aus. Stelle dir dabei vor, dass du deine Sorgen und negativen Energien mit jedem Atemzug loslässt.

▲ Spüre, wie sich deine Brust sanft
zusammenzieht und sich deine Schultern senken.

▲ Wiederhole diesen Atemzyklus mehrmals, während du dich bewusst auf deine Atmung konzentrierst. Spüre, wie sich dein Körper mit jedem Atemzug entspannt und deine Brustkorbatmung tiefer wird.

▲ Füge nun eine Schultergürtelbewegung hinzu, um die Wirkung der Brustkorbatmung zu verstärken. Beim Einatmen ziehe deine Schultern sanft nach hinten und oben, als würdest du deine Brust öffnen. Beim Ausatmen senke deine Schultern entspannt nach unten, sodass du ein angenehmes Ziehen in deinen Nackenmuskeln spürst.

▲ Während du diese Atemübung durchführst, erlaube dir, dich auf deine Gefühle und Empfindungen zu konzentrieren. Spüre, wie sich mit jedem Atemzug ein Gefühl von innerer Ruhe und Gelassenheit in dir ausbreitet.

▲ Nimm dir Zeit, um diese tiefe Brustkorbatmung mit Schultergürtelbewegung regelmäßig in deinen Alltag einzubauen. Du kannst sie in stressigen Momenten, vor dem Schlafengehen oder immer dann praktizieren, wenn du das Bedürfnis nach Entspannung und mentaler Klarheit hast.

DIE 4-7-8-ATEMTECHNIK

Diese Atemtechnik ist eine beruhigende Methode, die dir hilft, Stress abzubauen und dein Nervensystem zu entspannen. So kannst du sie am besten umsetzen:

▲ Atme durch die Nase ein und zähle innerlich bis 4.

▲ Halte den Atem an und zähle innerlich bis 7.

▲ Atme durch den Mund aus und zähle innerlich bis 8.

▲ Wiederhole diesen Atemrhythmus für vier bis fünf Zyklen.

▲ Achte darauf, dass du langsam und bewusst atmest, während du dich auf deinen Atemrhythmus konzentrierst.

All diese Atemübungen können dir helfen, deine Schmerzen zu lindern und eine bessere Entspannung in deinem Nacken- und Rückenbereich zu erreichen. Experimentiere mit den verschiedenen Techniken und finde heraus, welche für dich am effektivsten sind. Denke daran, dass jeder Körper anders ist, und höre auf deine eigenen Bedürfnisse. Solltest du festgestellt haben, dass diese Übungen dich unterfordern oder keinen deutlichen Effekt haben, gehst du einfach zur nächsten Übungsstufe über.

FAQ (HÄUFIG GESTELLTE FRAGEN)

Wie oft sollte ich diese Atemübungen durchführen?

Es wird empfohlen, die Übungen täglich durchzuführen, um die Effektivität zu maximieren. Du kannst sie in kurzen Sitzungen von fünf bis zehn Minuten oder auch länger praktizieren, je nachdem, wie viel Zeit du zur Verfügung hast.

Kann ich diese Atemübungen überall machen?

Ja, die Übungen können praktisch überall durchgeführt werden. Du kannst sie zu Hause, im Büro, in der Natur oder an jedem anderen ruhigen Ort machen, an dem du dich wohlfühlst.

Kann ich diese Atemübungen auch im Liegen durchführen?

Ja, du kannst die Übungen sowohl im Sitzen als auch im Liegen praktizieren. Wähle die Position, die für dich am bequemsten ist und in der du dich gut entspannen kannst.

SELBSTMASSAGE-TECHNIKEN

In der Physiotherapie sind Selbstmassage-Techniken mit einem Faszien- oder Tennisball eine gängige Praxis zur kurzfristigen Schmerzlinderung, insbesondere im Bereich der Nacken- und Rückenmuskulatur. Sie eignen sich vor allem in einer akuten Phase von Schmerzen als

Brücke zu aktiven Übungen. Bevor wir jedoch tiefer in die spezifischen Anleitungen für diese Methode eintauchen, ist es wichtig, einige Missverständnisse rund um ihre Wirksamkeit zu klären.

DAS TOR ZU MEHR BEWEGUNG – NEUROMODULATION

Im Gegensatz zu vielen Vorstellungen und gängigen Glaubensmustern löst die Selbstmassage weder angebliche Verklebungen des Gewebes noch verändert sie physisch die Struktur oder Konsistenz der Muskulatur. Wie du selbst während des Selbstexperiments im ersten Kapitel feststellen durftest, hat sich deine Flexibilität bereits in kurzer Zeit verbessert, ohne dass dein Gewebe dadurch verändert wurde. Tatsächlich ist der Hauptmechanismus hinter einer Schmerzlinderung durch Selbstmassage auch das Phänomen der Neuromodulation, der wir bereits in vergangenen Kapiteln begegnet sind. Der Begriff kommt ursprünglich aus der Neurochirurgie und beschreibt einen Eingriff, bei dem spezielle Elektroden an Nerven implantiert werden. Diese Elektroden sollen am entsprechenden Nerv die Reizweiterleitung durch elektrische Signale modulieren. So eine Methode kommt allerdings nur bei sehr schweren chronischen Schmerzen zur Verwendung, die auch durch lang durchgeführte konservative Therapien nicht verbessert werden konnten. Im Fall der kurzfristigen Schmerzlinderung durch Massage spielen vor allem neurophysiologische Effekte eine Rolle. Hierbei werden durch den Druck eines Gegenstandes auf die Muskulatur Nervensignale an das zentrale Nervensystem gesendet, welche die Schmerzen kurzfristig überlagern und somit das Schmerzempfinden reduzieren können. Diese Techniken eignen sich somit höchstens als Zusatz zu aktiven Maßnahmen. Ich nenne sie gerne ein „Tor zu mehr Bewegung“.

SELBSTMASSAGE IM STEHEN MIT TENNISBALL/FASZIENBALL

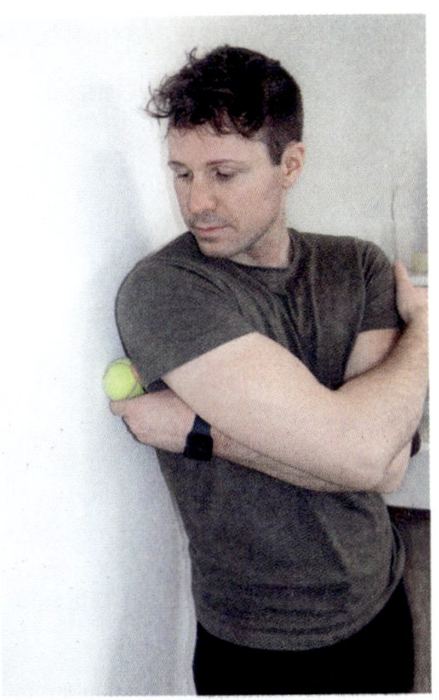

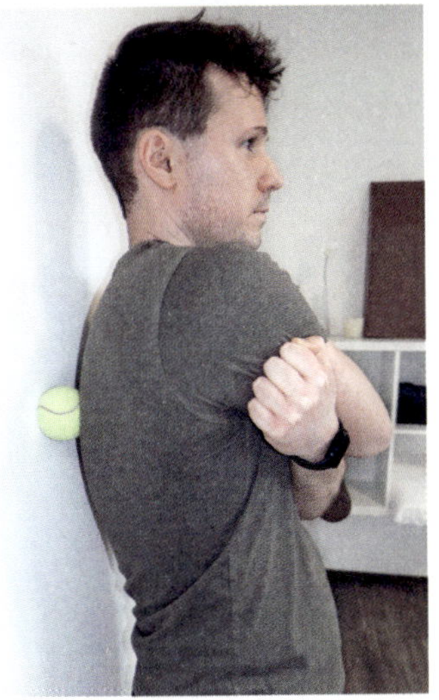

- ▲ Stell dich mit dem Rücken zu einer Wand und platziere den Faszien- oder Tennisball zwischen deiner Schulterblattregion oder dem unteren Rückenmuskeln und der Wand.
- ▲ Achte darauf, dass der Ball nicht direkt auf der Wirbelsäule liegt, sondern auf den Muskeln.
- ▲ Lehn dich mit deinem Körpergewicht gegen den Ball.
- ▲ Versuche, den Ball fest, aber nicht extrem schmerzhaft gegen den Muskel zu pressen.
- ▲ Rolle den Ball langsam in kleinen Kreisbewegungen entlang des Trapezmuskels im oberen Rückenbereich oder des Rückenmuskels neben deiner Lendenwirbelsäule.
- ▲ Wenn du einen Bereich mit erhöhter Spannung oder erhöhtem Schmerz findest, verweile dort und mache so lange kleine Kreisbewegungen, bis das Unbehagen nachlässt.
- ▲ Lass den Schmerz dabei auf einer Skala von 0 bis 10 höchstens bis 5 oder 6 kommen.
- ▲ Danach rollst du mit dem Ball zu einem anderen Schmerzpunkt und gehst dort genauso vor.

SELBSTMASSAGE IM LIEGEN MIT TENNISBALL/FASZIENBALL

Achtung: Diese Variante ist deutlich intensiver als die im Stehen, da nun das Gewicht des Oberkörpers auf den Ball wirkt.

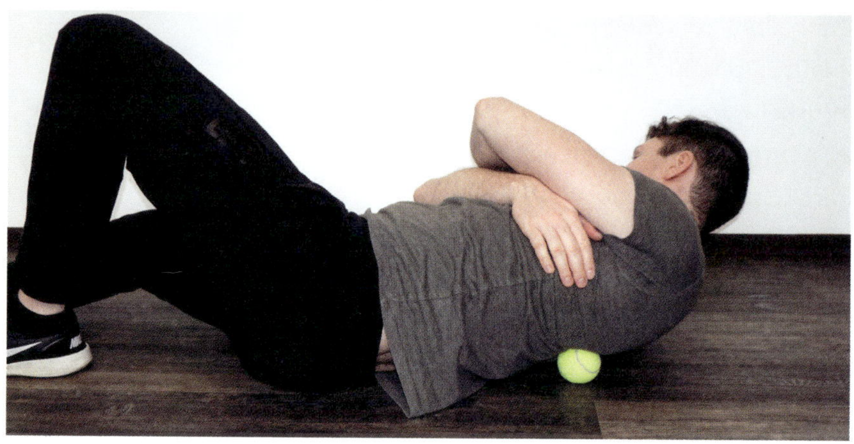

▲ Lege dich auf eine weiche Unterlage und platziere den Ball zwischen deiner Schulterblattregion oder dem unteren Rückenmuskel und der Unterlage.

▲ Bewege deinen Körper vorsichtig, sodass der Ball in kleinen Kreisbewegungen entlang des Trapezmuskels rollt.

▲ Bei Schmerzpunkten solltest du verweilen und weiterhin kleine Kreisbewegungen durchführen, bis das Unbehagen nachlässt.

FAQ

Kann ich einen anderen Ball als einen Faszien- oder Tennisball verwenden?

Ja, du kannst einen anderen Ball verwenden, solange er genügend Festigkeit hat, um einen Druck auf den Muskel auszuüben, aber auch genügend Nachgiebigkeit, um nicht zu hart zu sein. Ein Lacrosse-Ball könnte beispielsweise eine gute Option sein.

Wie oft sollte ich diese Übungen durchführen?

Es ist empfehlenswert, diese Übungen ein- bis zweimal täglich für jeweils fünf Minuten zu absolvieren. Wichtig ist jedoch, dass du auf deinen Körper hörst und bei stärkeren Schmerzen eine Pause einlegst oder die Übungen anpasst.

Sollte ich während der Selbstmassage auf eine bestimmte Zählung atmen?

Eine tiefgehende, ruhige Atmung kann dabei helfen, die Muskulatur zu entspannen und die Schmerzlinderung durch die Übungen zu unterstützen. Du könntest versuchen, beim Drücken des Balls auszuatmen und beim Lösen des Drucks einzuatmen.

Ist es normal, nach der Massage mehr Schmerzen zu haben?

Ein gewisses Maß an Unbehagen oder Schmerz nach der Massage kann normal sein, insbesondere wenn du neu in der Selbstmassage bist. Achte hierbei auf die 24-Stunden-Regel.

PARTNER-TRAKTIONSMASSAGE FÜR DIE HALSWIRBELSÄULE UND LENDENWIRBELSÄULE

Eine sanfte, von einem/einer Partner:in durchgeführte Traktionsmassage kann bei der Linderung von Nacken- und Rückenschmerzen sehr hilfreich sein. Die folgende Anleitung richtet sich an dich, wenn du die Massage empfangen wirst, und an deine:n Partner:in, der/die die Massage durchführt.

TRAKTION DER HALSWIRBELSÄULE

Vorbereitung: Lege dich bequem auf den Rücken auf eine komfortable Unterlage, wie dein Bett, oder einfach auf die Couch. Dein Kopf sollte frei liegen und nicht auf einem Kissen oder einer Rolle ruhen. Deine Arme kannst du entlang deines Körpers ablegen. Die Füße sind aufgestellt.

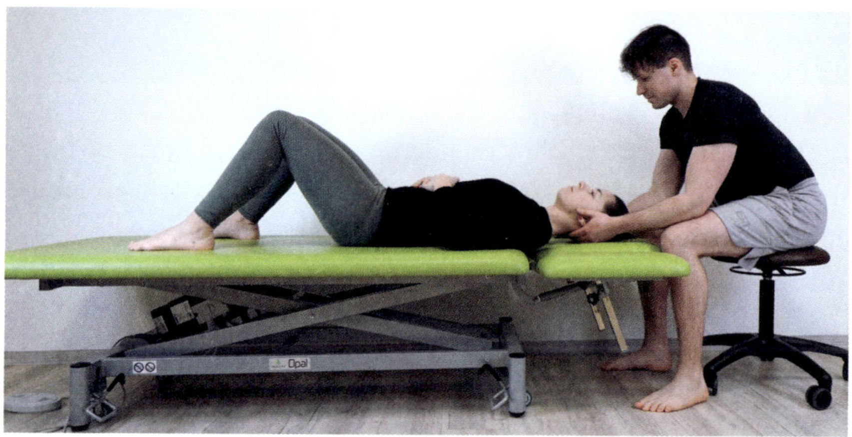

▲ Dein:e Partner:in sollte sich so positionieren, dass er/sie bequem an deinem Kopf und Nacken arbeiten kann.

▲ Dies kann auf einem Stuhl oder Hocker am Kopfende einer Bank/einer Couch/eines Bettes oder auf dem Boden sitzend auf einer Matte durchgeführt werden.

▲ Der Körper sollte dabei in einer entspannten Position sein und sich nicht verkrampfen.

▲ Dein:e Partner:in zieht nun sanft deinen Kopf in Richtung seiner/ihrer Körpermitte, weg von deinen Schultern, und beugt dabei ganz leicht seine/ihre Finger an.

▲ Dies sollte ein sanftes Zuggefühl in deiner Halswirbelsäule erzeugen.

▲ Dabei ist es wichtig, dass dein:e Partner:in auf sein/ihr Gefühl und deine Rückmeldung achtet, um sicherzustellen, dass die Traktion nicht unangenehm oder schmerzhaft ist.

▲ Diese Position sollte für 20 bis 30 Sekunden gehalten werden.
▲ Danach lässt dein:e Partner:in langsam den Zug nach, und dein Kopf kehrt in seine Ausgangsposition zurück.
▲ Atme während dieser Entspannungsphase tief durch und lass deinen gesamten Körper los.

TRAKTION DER LENDENWIRBELSÄULE

Vorbereitung: Lege dich bequem auf den Rücken auf eine Couch oder ein Bett. Dein Kopf kann dabei auf einem flachen Kissen ruhen, deine Arme liegen entlang deines Körpers ab. Stelle nun deine Füße so weit auf, dass die Fersen fast dein Gesäß berühren.

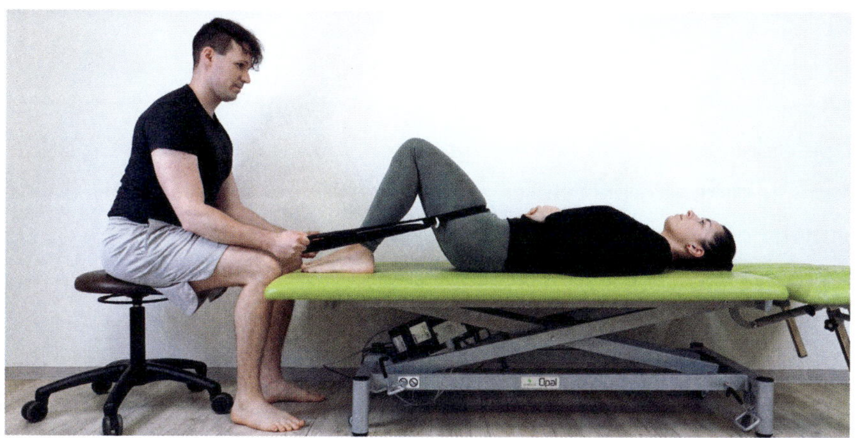

▲ Dein:e Partner:in sollte sich so positionieren, dass er/sie bequem am Fußende stehen und arbeiten kann.
▲ Er/sie stellt sich in Schrittstellung hin, um einen stabilen Stand zu haben.
▲ Nun legt dein:e Partner:in ein zusammengerolltes Handtuch, einen Gürtel oder ein sehr starkes Gummiband um deine Oberschenkel auf Höhe der Leisten und nimmt die beiden Enden des Traktionsgegenstandes in die Hand.
▲ Dein:e Partner:in zieht nun sanft an den Enden des Traktionsgerätes.

- ▲ Der Zug sollte dabei horizontal verlaufen, sodass das Handtuch/Band nicht über die Oberschenkel wegrutscht.
- ▲ Dabei sollte ein leichtes Zuggefühl in deiner Lendenwirbelsäule erzeugt werden.
- ▲ Auch hier ist es wichtig, dass dein:e Partner:in auf sein/ihr Gefühl und deine Rückmeldung achtet, um sicherzustellen, dass die Traktion nicht unangenehm oder schmerzhaft ist.
- ▲ Diese Position sollte für 20 bis 30 Sekunden gehalten werden.
- ▲ Danach lässt dein:e Partner:in langsam den Zug nach, und dein Kopf kehrt in seine Ausgangsposition zurück.
- ▲ Atme während dieser Entspannungsphase tief durch und lass deinen gesamten Körper los.

Wiederholt diese Sequenz mehrmals und achtet dabei immer auf deinen Körper und deine Empfindungen. Jede Traktionssequenz sollte sanft und kontrolliert durchgeführt werden, ohne plötzliche Bewegungen oder übermäßigen Zug.

Wichtig ist, dass der Schmerz während der Traktionsmassage auf einer Skala von 0 bis 10 nicht mehr als 6 bis 7 beträgt. Bei stärkeren Schmerzen sollte dein:e Partner:in den Zug reduzieren oder die Übung beenden. Es ist immer wichtig, professionelle medizinische Beratung zu suchen, wenn die Schmerzen anhalten oder sich verschlimmern.

FAQ

Wie oft sollten wir diese Partner-Traktion durchführen?

Je nach Bedarf könnt ihr diese Übung täglich durchführen. Wichtig ist, dass du auf deinen Körper hörst und die Traktion anpasst oder abbrichst, wenn sie zu sehr starken Schmerzen führt oder dir schlecht dabei wird.

Was tun, wenn die Traktion zu viel Schmerz verursacht?

Wenn die Traktion Schmerzen verursacht, solltet ihr eher aufhören. Es ist wichtig, dass der Zug vorsichtig und langsam ausgeführt wird. Normalerweise fühlt sich diese Übung eher angenehm an.

Wie fest sollte der Zug sein?

Der Zug sollte fest genug sein, um eine leichte Dehnung zu erzeugen, aber nicht so fest, dass er Schmerzen verursacht. Eine gute Faustregel ist, dass ihr in der Lage sein solltet, während der gesamten Traktion frei und ohne Schmerzen zu atmen.

Kann ich die Traktionsmassage selbst durchführen?

Die Partner-Traktionsmassage ist speziell dafür konzipiert, von jemand anderem durchgeführt zu werden. Wenn du allein bist, könntest du stattdessen versuchen, sanfte Dehnübungen für den Nacken durchzuführen oder die Selbstmassage mit einem Tennisball oder Ähnlichem durchzuführen.

ÜBUNGSSTUFE 2: LEICHTE DYNAMISCHE ÜBUNGEN ZUR LINDERUNG VON NACKEN- UND RÜCKENSCHMERZEN

Folgende Übungen können bei vielen Arten von Nacken- und Rückenschmerzen hilfreich sein. Um alle Strukturen langsam an neue Bewegungen zu gewöhnen, kannst du mit kleinen dynamischen Bewegungen starten und angepasst an deine Symptome das Bewegungsausmaß von Satz zu Satz steigern.

Wichtig: Bei allen Bewegungen und Übungen, die wir durchführen, ist die numerische Schmerzskala von 0 bis 10 stets unser Maßstab dafür, ob du das Bewegungsausmaß vollständig durchführst oder einschränkst. Sollte der Schmerz bei einer bestimmten Bewegung deutlich über 6 ansteigen, so bewegst du dich nur so weit in die entsprechende Richtung, dass der Schmerz bis maximal 4 bis 5 kommt. Sollten während einer bestimmten Bewegung Schwindelgefühle ausgelöst werden, so stoppst du diese Bewegung und vermeidest diese in nächster Zeit. Du kannst diese Bewegung zu einem späteren Zeitpunkt wieder probieren.

LEICHTES DURCHBEWEGEN DES NACKENS – GEIERHALS UND DOPPELKINN

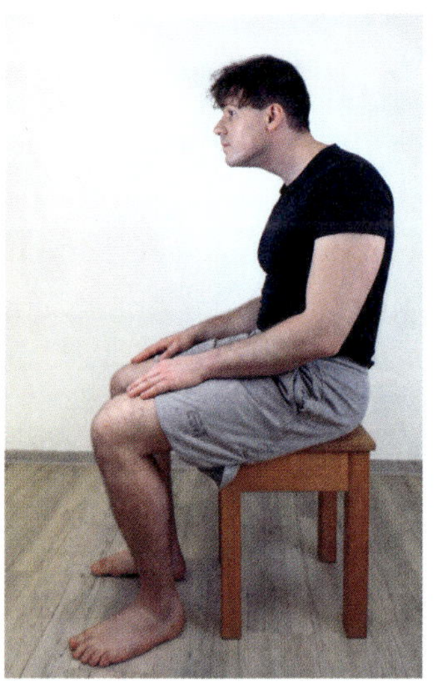

- ▲ Setz dich bequem hin, mit geradem Rücken und den Füßen flach auf dem Boden. Wenn du stehst, sollten deine Füße hüftbreit auseinander und deine Knie leicht gebeugt sein.
- ▲ Schiebe dein Kinn langsam und kontrolliert nach vorne, so als ob du einen imaginären Gegenstand auf einem Regal vor dir mit deinem Kinn und „Geierhals" erreichen möchtest. Dabei bleibt dein Blick immer geradeaus und horizontal.
- ▲ Bewege nun dein Kinn langsam und kontrolliert zurück gegen deinen Hals, als ob du ein „Doppelkinn" bilden möchtest. Auch hier bleibt dein Blick immer geradeaus und horizontal.
- ▲ Wiederhole diese Bewegung fließend und ohne Pause zwischen Vor- und Rückbewegung. Du kannst anfangs das Bewegungsausmaß der Bewegungen

einschränken und dann von Mal zu Mal immer weiter in die Bewegung gehen. Du solltest dabei eine leichte Anspannung in den Nackenmuskeln spüren.

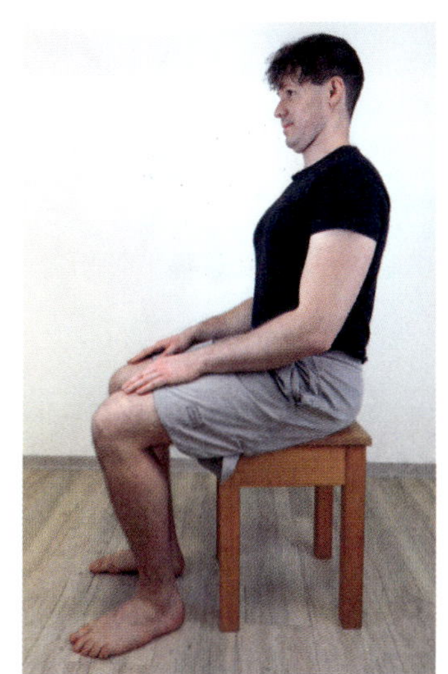

▲ Führe diese Übung etwa fünf- bis zehnmal pro Bewegungsrichtung durch, je nachdem, wie es deine Schmerzen erlauben.

▲ Bewahre immer eine sanfte und kontrollierte Bewegung und achte darauf, dass dein Schmerz auf der Schmerzskala von 0 bis 10 nicht höher als 6 kommt.

SEITNEIGUNG DER HALSWIRBELSÄULE

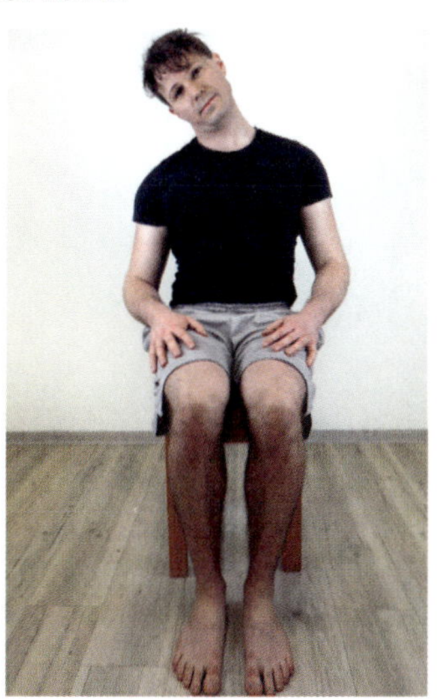

▲ Setze dich zuerst aufrecht hin, entweder auf einen Stuhl oder auf den Boden. Die Schultern sind entspannt, die Arme hängen locker an deinen Seiten. Dein Blick ist geradeaus gerichtet.

▲ Atme ein paarmal tief ein und aus, um dich zu zentrieren und auf die bevorstehende Übung vorzubereiten.

▲ Beim nächsten Einatmen beginne deinen Kopf sanft zur rechten Schulter zu neigen. Bewege nur deinen Kopf – die Schultern und der Rest deines Körpers bleiben stabil. Lass das Ohr zur Schulter hinbewegen, soweit es angenehm ist. Wir starten erst mal mit einer kleinen Bewegung.

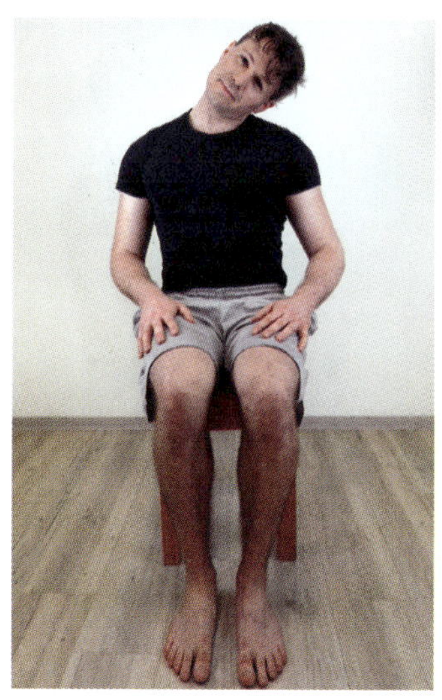

- Atme aus und bringe deinen Kopf zurück in die Mitte.
- Beim nächsten Einatmen neige deinen Kopf sanft zur linken Schulter, genauso wie du es auf der rechten Seite gemacht hast.
- Atme aus und bringe deinen Kopf zurück in die Mitte.
- Wiederhole diesen Vorgang mehrere Male. Mit jeder Wiederholung versuche, deinen Kopf ein wenig weiter zur Schulter zu neigen, solange es sich gut anfühlt und keine Schmerzen verursacht.
- Mache fünf bis zehn Wiederholungen pro Seite, ganz an den Schmerz angepasst.
- Denke daran, dass die Bewegungen immer fließend und sanft sein sollten, nie ruckartig oder forciert.

HORIZONTALE ROTATION DER HALSWIRBELSÄULE

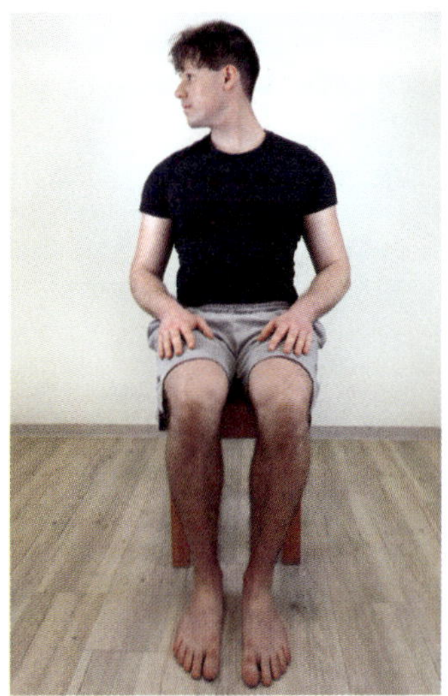

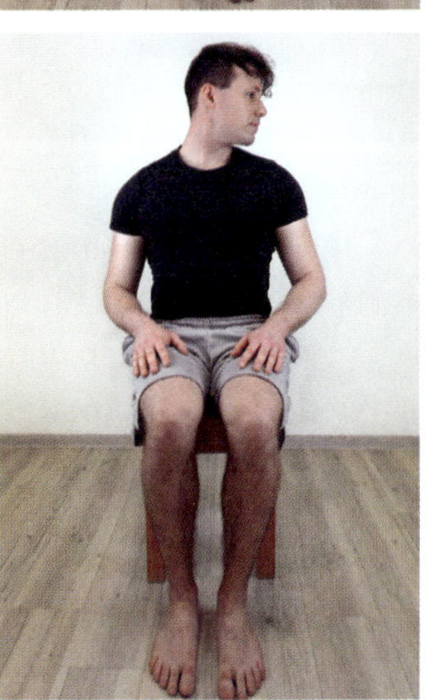

- Entspanne deine Schultern und lasse deine Arme locker hängen oder auf deinen Oberschenkeln liegen.
- Blick geradeaus, Nacken und Wirbelsäule in neutraler Position.
- Drehe langsam den Kopf nach rechts.
- Führe die Bewegung sanft und kontrolliert aus.
- Stoppe bei angenehmem Dehngefühl in der Halswirbelsäule.
- Halte die Position für ein bis zwei Sekunden, atme ruhig und tief.
- Langsam den Kopf wieder geradeaus ausrichten.
- Entspanne Nacken und Schultern.
- Wiederhole die gleiche Rotation, diesmal nach links.
- Halte die Position für ein bis zwei Sekunden, atme ruhig und tief.
- Führe die Rotation auf jeder Seite insgesamt fünf- bis zehnmal an deinen Schmerz angepasst aus.

KINN-AUF-BRUST-ROTATION

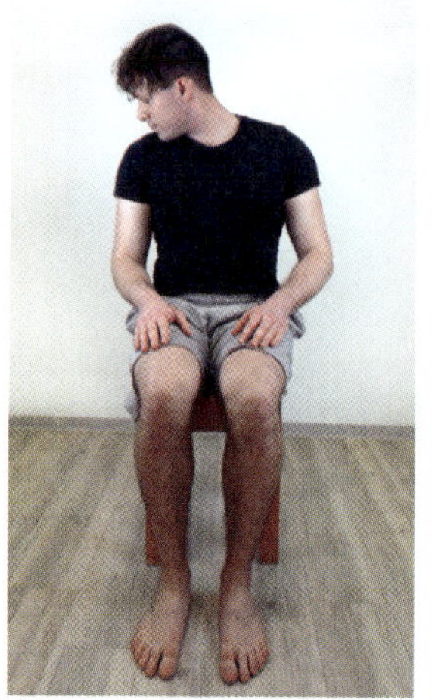
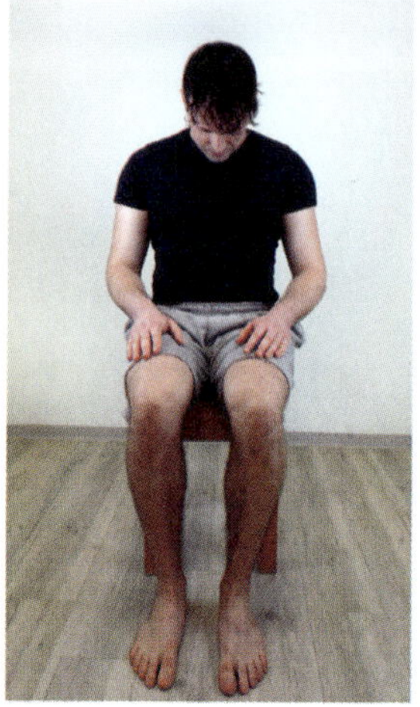
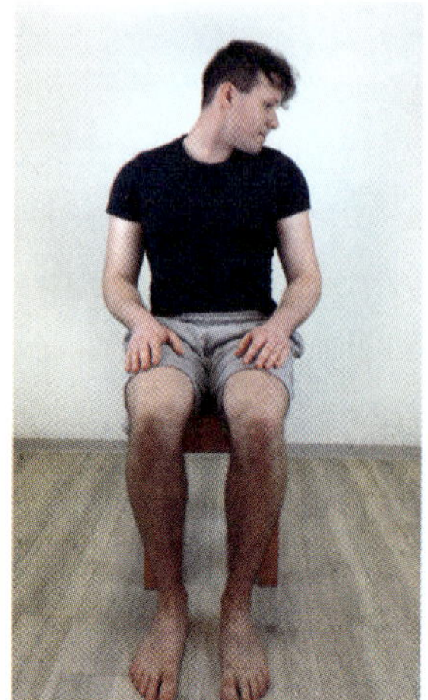

▲ Entspanne deine Schultern und lasse deine Arme locker hängen oder auf deinen Oberschenkeln liegen.
▲ Drehe langsam den Kopf nach rechts, während du dein Kinn zur Brust sinken lässt.
▲ Führe die Bewegung sanft und kontrolliert aus.
▲ Halte die Position für ein bis zwei Sekunden.
▲ Entspanne Nacken und Schultern.
▲ Wiederhole die Rotation, diesmal nach links.
▲ Lasse dein Kinn dabei die ganze Zeit auf der Brust schleifen.
▲ Führe die Bewegung gleichmäßig aus.
▲ Halte die Position für ein bis zwei Sekunden.
▲ Führe die Rotation auf jeder Seite insgesamt fünf- bis zehnmal an deinen Schmerz angepasst aus.
▲ Führe die Bewegungen sanft und kontrolliert durch.

LEICHTES DURCHBEWEGEN DES UNTEREN RÜCKENS – CAT/COW (KATZE/KUH)

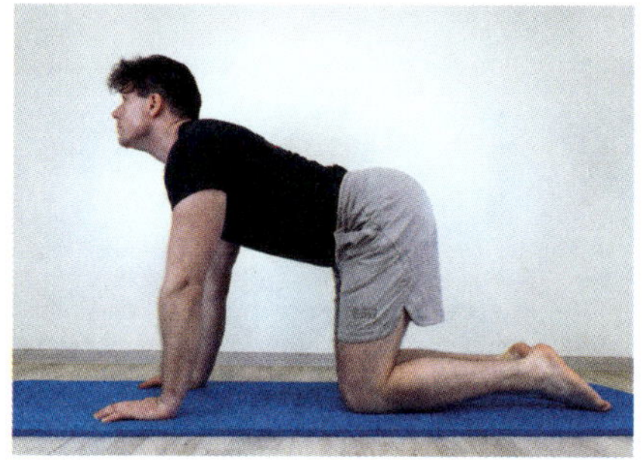

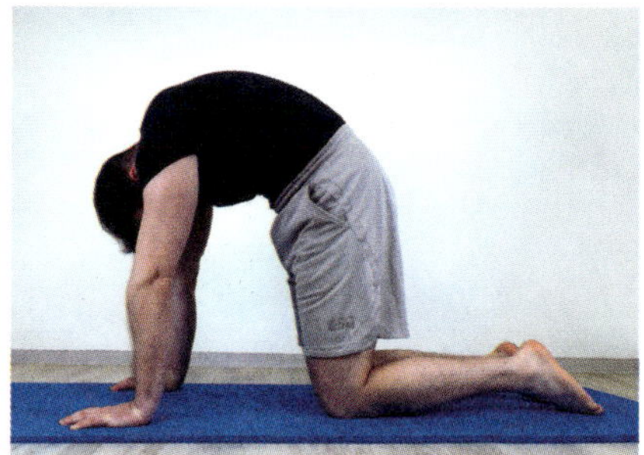

▲ Starte auf allen vieren, mit deinen Handflächen direkt unter den Schultern und den Knien unter den Hüften.

▲ Lege dir etwas Weiches, wie beispielsweise ein Kissen, unter deine Knie.

▲ Atme tief ein: Wölbe den Rücken nach oben und mache ihn rund, ziehe den Bauchnabel ein und lasse deinen Kopf sanft nach unten sinken – wie eine sich streckende Katze.

▲ Beim Ausatmen: Senke deinen Bauchnabel zum Boden, hebe deinen Kopf und strecke dein Gesäß raus – denke an die Pose einer Kuh.

▲ Wiederhole diese Bewegungen in einem sanften, fließenden Rhythmus fünf- bis zehnmal.

Solltest du dich trotz Unterlagerung nicht auf die Knie begeben können, kannst du nachfolgende Alternative durchführen.

BECKENAUFRICHTUNG UND BECKENKIPPUNG IN RÜCKENLAGE

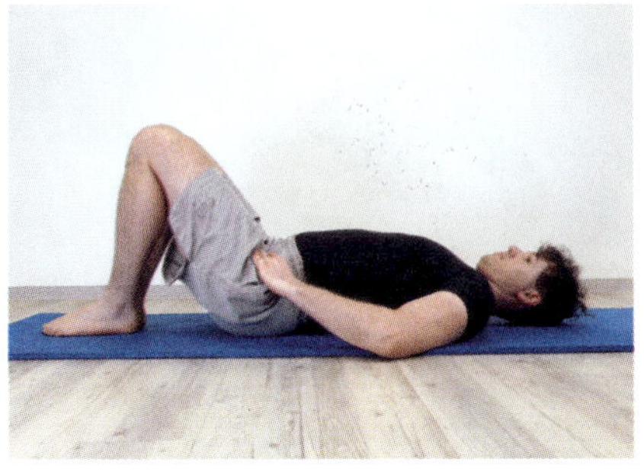

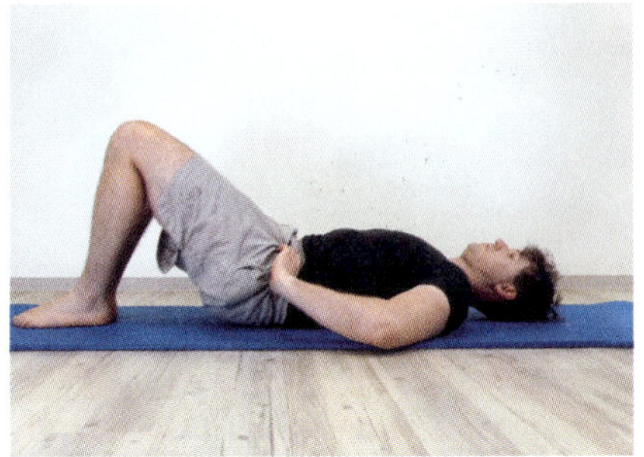

▲ Beginne in Rückenlage, die Arme liegen seitlich vom Körper, die Handflächen zeigen nach unten.

▲ Beuge deine Knie und stelle die Füße flach auf den Boden, etwa hüftbreit auseinander.

▲ Beim Einatmen: Drücke die Lendenwirbelsäule sanft in den Boden, indem du deinen Rücken krumm machst und das Becken kippst.

▲ Beim Ausatmen: Forme ein kleines Hohlkreuz, indem du das Becken in die entgegengesetzte Richtung neigst.

▲ Wiederhole diese Beckenbewegungen fünf- bis zehnmal in einem ruhigen, kontrollierten Tempo.

ROTATION DER LENDENWIRBELSÄULE IN SEITENLAGE

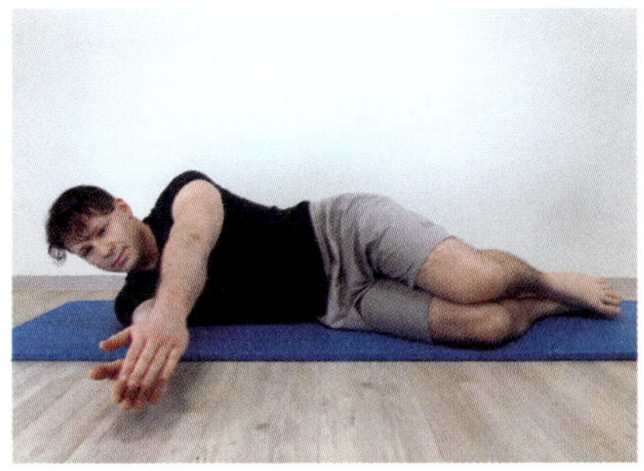

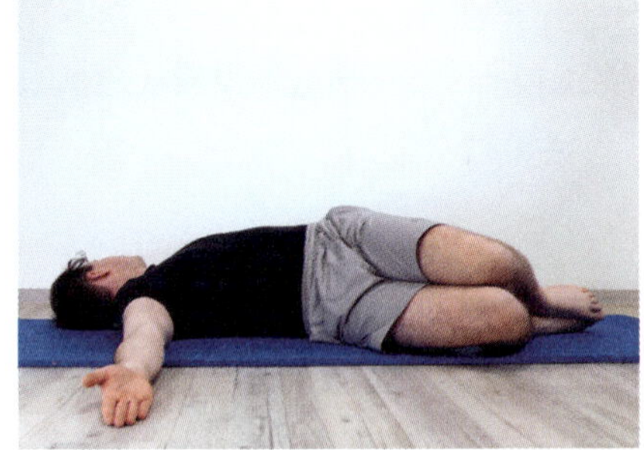

▲ Liege auf der rechten Seite, die Beine sind angewinkelt und übereinandergelegt. Dein rechter Arm stützt den Kopf.
▲ Deine Hüften und Schultern sind ausgerichtet. Die linke Hand liegt flach vor deinem Körper.
▲ Hebe beim Einatmen den linken Arm und führe ihn in einer großen Bogenbewegung über den Kopf hinweg, während du den Oberkörper nach links drehst.
▲ Beim Ausatmen: Kehre zurück in die Ausgangsposition.
▲ Wiederhole die Drehbewegung fünf- bis zehnmal, bevor du die Seite wechselst.

FERSENRAUSSCHIEBEN IN RÜCKENLAGE

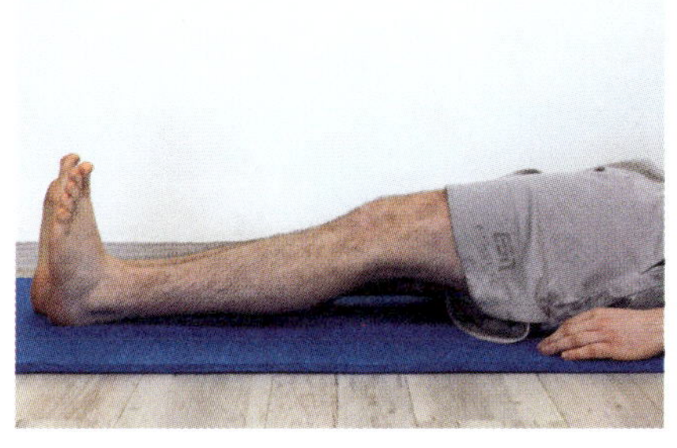

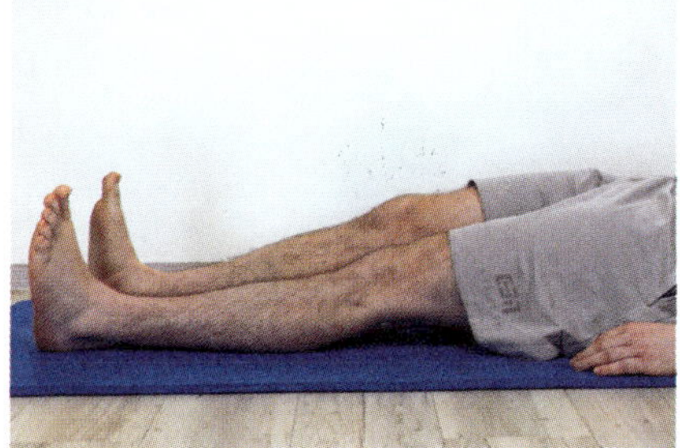

▲ Beginne in Rückenlage, Arme liegen entspannt seitlich vom Körper.
▲ Deine Beine sind gestreckt, die Füße flach auf dem Boden.
▲ Schiebe nun langsam und kontrolliert die rechte Ferse weg von dir, dabei neigst du die Hüfte leicht zur linken Seite.
▲ Kehre in die Ausgangsposition zurück und wiederhole die Bewegung mit dem linken Bein.
▲ Führe diese seitliche Dehnung fünf- bis zehnmal pro Seite durch.

SEITNEIGUNG IM STEHEN

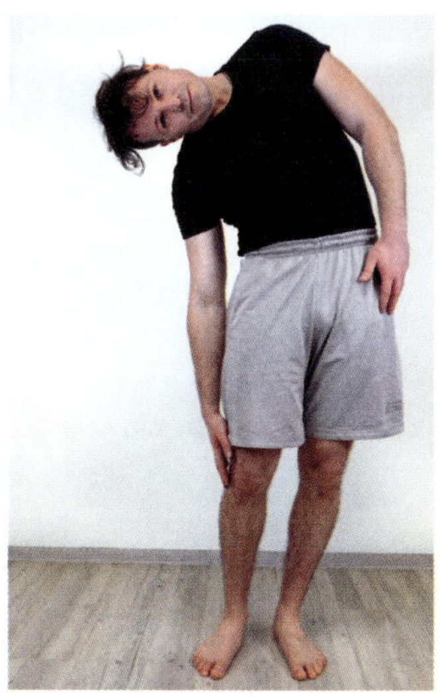

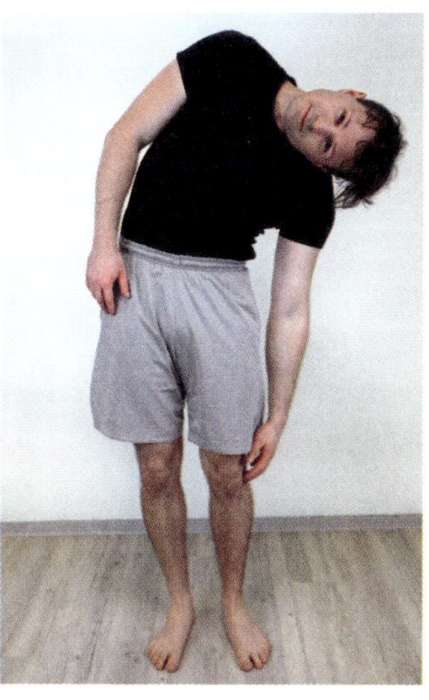

▲ Stehe aufrecht, Füße hüftbreit auseinander, Arme hängen locker an den Seiten.

▲ Beim Einatmen: Hebe den rechten Arm über den Kopf und neige deinen Oberkörper zur linken Seite. Halte die linke Hand an der Hüfte oder lass sie frei hängen.

▲ Beim Ausatmen: Kehre in die Ausgangsposition zurück.

▲ Wechsle die Seite und wiederhole die Seitneigung.

▲ Mache diese Übung fünf- bis zehnmal pro Seite.

MUSKELN MÜSSEN IMMER GEDEHNT WERDEN?

Es ist ein weitverbreitetes Missverständnis, dass Dehnungsübungen die einzige oder primäre Lösung für Verspannungsgefühle oder Schmerzen darstellen. Tatsächlich ist es so, dass diese Übungen zwar eine mögliche Option darstellen, um Schmerzen zu dämpfen, aber nicht zwangsläufig erforderlich sind, um schmerzfrei zu sein. Eine Kombination aus dynamischen Mobilisationsübungen und gezieltem Krafttraining, das das volle Bewegungsausmaß des Körpers berücksichtigt, ist in den meisten Fällen ausreichend, um die notwendige Flexibilität und Stärke für schmerzfreie Beweglichkeit zu erreichen.

Während Dehnungsübungen in einigen Fällen hilfreich sein können, um Schmerzen kurzfristig zu lindern, ist es die Kombination aus Beweglichkeit und kräftigen Muskeln, die eine langfristige Linderung von Verspannungsgefühlen und Schmerzen ermöglicht. Dynamische Mobilisationsübungen fördern die Beweglichkeit der Gelenke, und Kraftübungen stärken die Muskeln, um sie auf alltägliche Belastungen vorzubereiten.

Wenn du in einer sehr akuten Phase von Rücken- oder Nackenschmerzen bist und die normalen dynamischen Bewegungsübungen nicht geholfen haben, können folgende Dehnungsübungen den Schmerz eventuell besser beeinflussen.

STATISCHE DEHNUNG DER NACKENMUSKULATUR

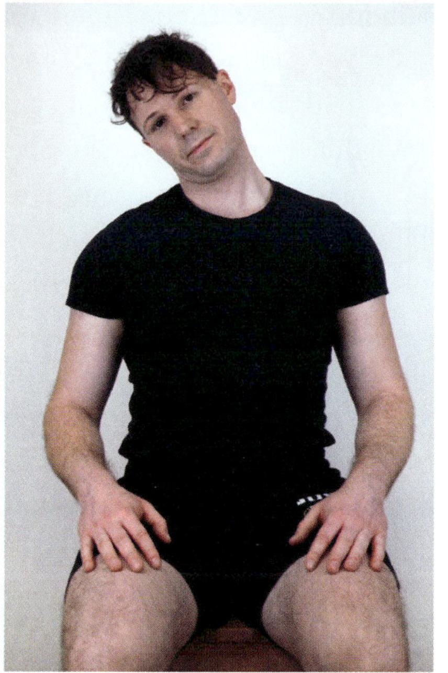

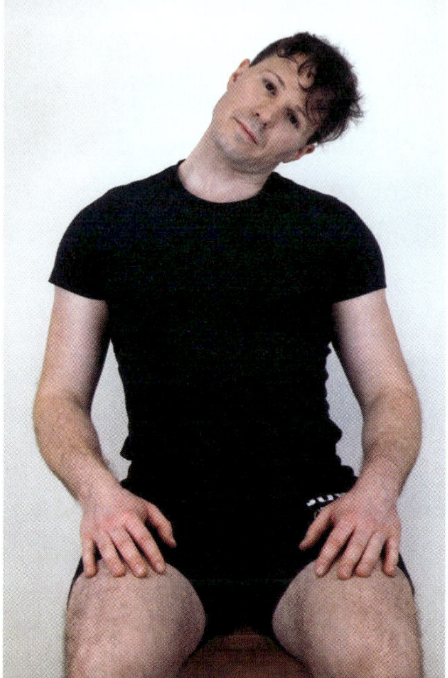

- ▲ Setze dich aufrecht auf einen Stuhl oder auf den Boden. Deine Füße sollten flach auf dem Boden stehen, die Wirbelsäule sollte aufgerichtet sein.
- ▲ Atme tief ein und neige beim Ausatmen deinen Kopf zur Seite, sodass dein Ohr sich deiner Schulter nähert. Versuche dabei nicht, die Schulter hochzuziehen. Du solltest eine Dehnung auf der gegenüberliegenden Seite deines Nackens spüren.
- ▲ Halte diese Position für etwa 20 bis 30 Sekunden. Achte darauf, dass du gleichmäßig und ruhig atmest.
- ▲ Atme ein und bringe deinen Kopf beim Ausatmen wieder in die Ausgangsposition.
- ▲ Wiederhole die Übung auf der anderen Seite.

STATISCHE DEHNUNG DER SEITLICHEN UNTEREN RÜCKENMUSKULATUR IM SITZEN

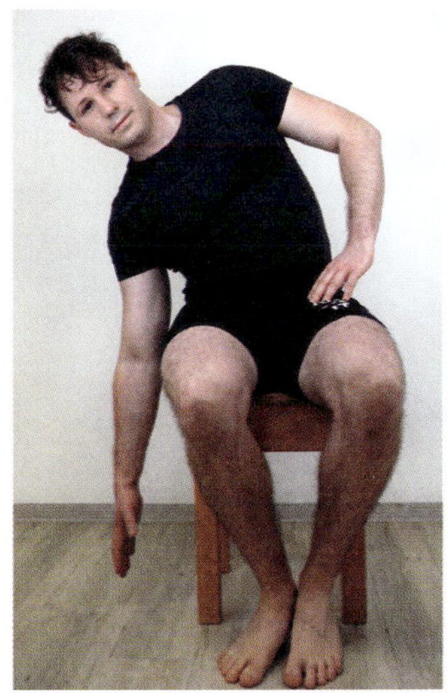

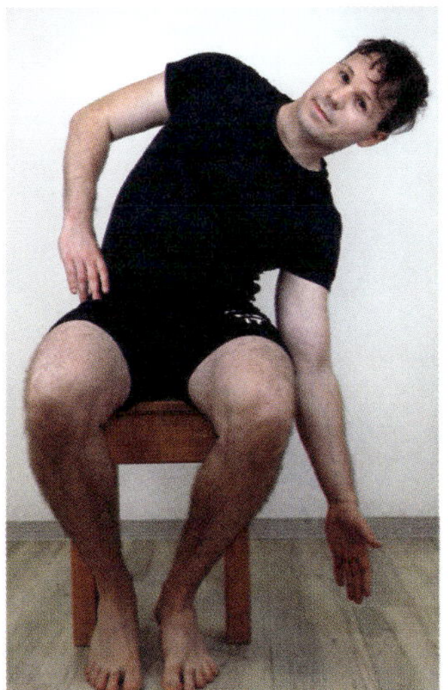

- ▲ Positioniere dich richtig: Setze dich aufrecht auf einen Stuhl oder auf den Boden. Deine Füße sollten flach auf dem Boden stehen, die Wirbelsäule sollte aufgerichtet sein. Halte deine Schultern entspannt und nach unten gezogen.
- ▲ Atme tief ein und neige beim Ausatmen deinen Oberkörper zur Seite, wobei du versuchst, mit deiner Hand den Boden zu berühren. Achte darauf, dass deine Hüften fest auf dem Stuhl oder dem Boden bleiben, und vermeide es, nach vorne oder hinten zu kippen.
- ▲ Halte diese Position für etwa 20 bis 30 Sekunden, während du weiterhin ruhig und gleichmäßig atmest. Du solltest eine sanfte Dehnung auf der gegenüberliegenden Seite deines unteren Rückens spüren.
- ▲ Atme ein und bringe deinen Oberkörper beim Ausatmen langsam zurück in die Ausgangsposition.
- ▲ Wiederhole die Übung auf der anderen Seite: Um eine ausgewogene Dehnung zu gewährleisten, wiederhole die Übung auf der anderen Seite.

Wenn du während der Dehnungsübungen Schmerzen auf der Skala von 0 bis 10 über 6 oder 7 verspürst, könntest du folgende Anpassungen vornehmen:

Dehnungsintensität verringern: Du könntest die Dehnung weniger intensiv gestalten, indem du deinen Kopf oder deinen Rücken nicht so weit zur Seite neigst. Die Dehnung sollte angenehm sein und keinesfalls extrem schmerzhaft.

Haltezeit verkürzen: Eine kürzere Haltezeit kann ebenfalls hilfreich sein, wenn du Schmerzen verspürst. Du könntest zunächst mit 10 bis 15 Sekunden beginnen und dann allmählich die Haltezeit erhöhen, wenn du dich dabei wohlfühlst.

FAQ

Wie oft sollte ich diese Übungen durchführen?

Es wird empfohlen, die Mobilisationsübungen und Dehnungsübungen in einer akuten Schmerzphase bis zu dreimal täglich durchzuführen. Wenn du keine Beschwerden hast, reicht es aus, sie einmal täglich durchzuführen.

ISOMETRISCHE SPANNUNGSÜBUNGEN FÜR DEN NACKEN

Bei isometrischen Übungen werden lediglich die Muskeln angespannt, ohne dass sich die Gelenke bewegen, wie zum Beispiel bei einem Unterarmstütz. Sie sind ein hervorragendes Werkzeug zur Stoffwechselanregung der Muskulatur und Verbesserung der Stabilität, speziell bei der Rehabilitation nach Verletzungen. Da sie eine Muskelanspannung erzeugen, gefolgt von einer bewussten Entspannung der Muskulatur, eignen sie sich auch als Entspannungsmaßname. Ein weiterer Vorteil ist, dass diese Anspannung ohne eine Bewegung im Gelenk erfolgt und somit bei bewegungsabhängigen Schmerzen eine gute und effektive Alternative zu dynamischen Übungen bietet.

ISOMETRISCHE HALSWIRBELSÄULENSEITNEIGUNG

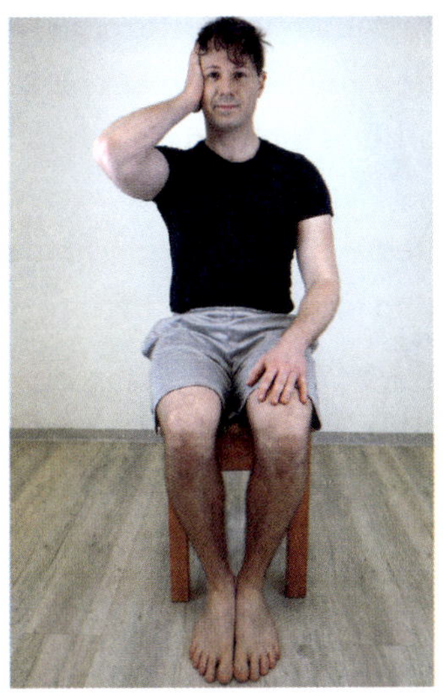

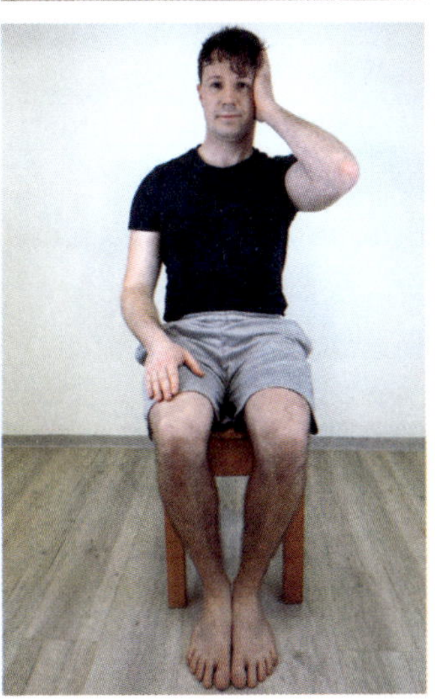

- ▲ Setze dich gerade und bequem auf einen Stuhl. Deine Füße sollten fest auf dem Boden stehen, deine Schultern entspannt sein.
- ▲ Lege eine Hand auf die Seite deines Kopfes, gerade oberhalb des Ohrs.
- ▲ Ziehe nun deinen Kopf zur Seite, als wolltest du das Ohr zur Schulter führen. Benutze jedoch gleichzeitig deine Hand, um Widerstand zu leisten und eine Bewegung zu verhindern. Du solltest eine Anspannung in der Seite deines Halses spüren.
- ▲ Halte diese Spannung für etwa fünf bis zehn Sekunden und entspanne dann. Wiederhole die Übung etwa fünf- bis zehnmal auf jeder Seite.

Sollte der Schmerz bei einer bestimmten Bewegung deutlich über 6 bis 7 ansteigen, gibt es mehrere Anpassungen, die du vornehmen kannst, um die Beschwerden zu mindern:

Reduziere den Widerstand: Verwende weniger Kraft mit deiner Hand, um den Widerstand zu leisten. Der Schlüssel zu dieser Übung liegt in der Muskelspannung an sich, nicht in der Kraft.

Verkürze die Haltezeit: Anstatt die Spannung für fünf bis zehn Sekunden zu halten, versuche es zunächst mit zwei bis drei Sekunden und arbeite dich langsam hoch.

Reduziere die Wiederholungen: Beginne mit weniger Wiederholungen und steigere sie langsam, wenn du dich stärker fühlst.

Übungspause: Sollten die Schmerzen stark sein oder zunehmen, unterbreche die Übung und probiere es zu einem späteren Zeitpunkt noch einmal.

PROGRESSIONSSCHEMA

Ein Progressionsschema ist ein Weg, um die Übungen im Laufe der Zeit anspruchsvoller zu gestalten. Hier sind einige Vorschläge, wie du dies erreichen kannst:

Erhöhung der Haltezeit: Beginne damit, die Spannung für zwei bis drei Sekunden zu halten. Steigere diese Zeit schrittweise von Tag zu Tag um zwei Sekunden, bis du zehn Sekunden erreicht hast.

Erhöhung der Wiederholungen: Beginne mit fünf Wiederholungen pro Seite. Steigere die Anzahl auch hier von Tag zu Tag um eine Wiederholung, bis du zehn Wiederholungen erreichst.

Erhöhung des Widerstands: Wenn du dich wohlfühlst, kannst du mehr Kraft mit deiner Hand aufwenden, um einen größeren Widerstand zu erzeugen. Aber denke daran, die Bewegung sollte immer noch gestoppt werden, um die Isometrie beizubehalten. Anstatt der Hand kannst du auch den Widerstand einer Wand nutzen. Dabei legst du einfach ein Kissen zwischen Wand und Kopf und lehnst dich wie ein Brett in der jeweiligen Position statisch dagegen.

Mehrere Sätze: Wenn du mit einer Runde von fünf bis zehn Wiederholungen auf jeder Seite zurechtkommst, kannst du versuchen, mehrere Sätze (zwei bis drei) der Übung durchzuführen, mit einer Pause von ein bis zwei Minuten zwischen den Sätzen.

ISOMETRISCHE NACKENBEUGUNG

- ▲ Sitze oder stehe aufrecht und platziere eine Hand auf die Stirn.
- ▲ Versuche, den Kopf nach vorne zu beugen, während du mit der Hand Widerstand leistest.
- ▲ Achte darauf, dass der Kopf nicht tatsächlich nach vorne bewegt wird.
- ▲ Halte diese Position für etwa fünf bis zehn Sekunden, dann entspanne dich.

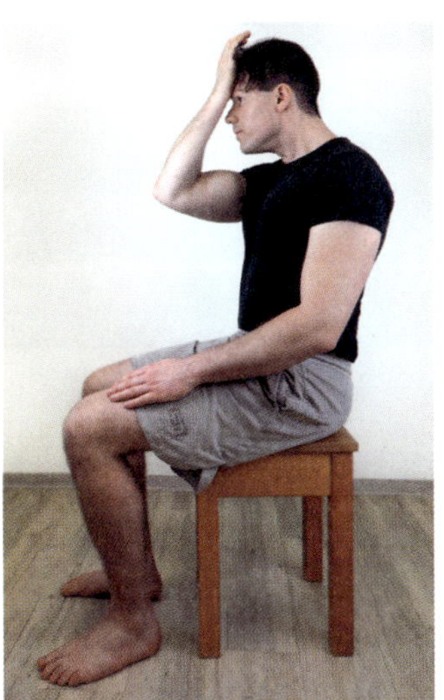

ISOMETRISCHE NACKENSTRECKUNG MIT DOPPEL-KINNBEWEGUNG

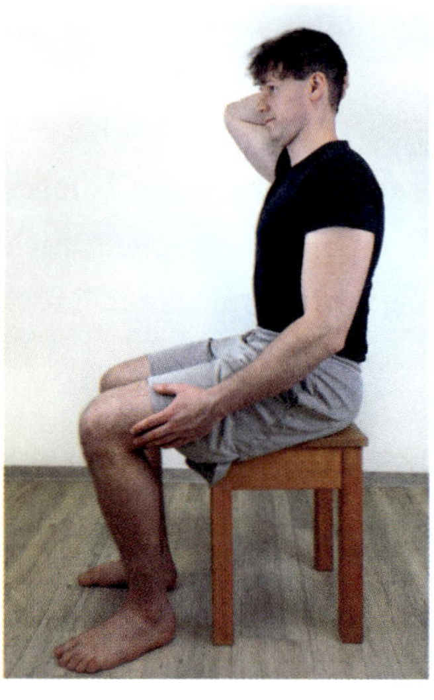

- Sitze oder stehe aufrecht und platziere beide Hände auf dem Hinterkopf.
- Versuche, den Kopf zurückzuneigen, während du mit den Händen Widerstand leistest und gleichzeitig eine Doppelkinnbewegung machst.
- Dein Kopf sollte dabei in der Position bleiben.
- Halte diese Position für fünf bis zehn Sekunden, dann entspanne dich.

FAQ

Wie oft sollte ich die isometrischen Übungen durchführen?

Idealerweise führst du diese Übungen täglich durch. Es kann jedoch von deinem individuellen Zustand und Fitnesslevel abhängen. Bei akuten Schmerzen kann es Sinn machen, diese Übungen mit geringem Widerstand mehrfach täglich zu absolvieren. Solltest du wenig Nackenschmerzen haben, kannst du diese Übungen öfter ausführen.

Ich habe Schwierigkeiten, meinen Kopf bei den Übungen still zu halten. Was kann ich tun?

Es ist normal, dass dies anfangs schwierig sein kann. Beginne mit geringerem Widerstand und kürzeren Anspannungszeiten und arbeite daran, deine Kontrolle und Stärke allmählich zu verbessern.

Wie schnell kann ich Ergebnisse erwarten?

Die Zeit, die es braucht, um Ergebnisse zu sehen, variiert je nach individueller Ausgangslage und Konstanz beim Üben. Normalerweise kann man eine Verbesserung der Stärke und Stabilität nach einigen Wochen regelmäßigen Trainings feststellen.

Wie intensiv sollten diese Übungen sein?

Isometrische Übungen sollten eine Spannung erzeugen, die du spürst, aber sie sollten keine starken Schmerzen verursachen. Du solltest in der Lage sein, eine Konversation während der Übungen fortzusetzen, ohne außer Atem zu kommen.

KRAFTTRAINING FÜR DEN NACKEN UND RÜCKEN – EIN SCHRITTWEISER TRAININGSPLAN

EINFÜHRUNG IN DIE TRAININGSPLANUNG

Bevor wir mit den Krafttrainings-Übungen beginnen, sollten wir einige grundlegende Prinzipien besprechen.

Gleichmäßigkeit: Kraftübungseinheiten sollten gleichmäßig über die gesamte Woche verteilt sein. Dies hilft dabei, Nacken und Rücken regelmäßig zu mobilisieren und zu kräftigen, ohne sie zu überlasten.

Ruhezeiten: Nach intensiven Übungseinheiten solltest du mindestens einen Tag zur Erholung einplanen. Deine Muskeln und das sensibilisierte Gewebe benötigen diese Zeit, um sich zu regenerieren und anzupassen.

Progressive Belastungssteigerung: Starte mit einfacheren Übungen und erhöhe die Intensität oder Dauer schrittweise. Auf diese Weise kann eine Überbelastung vermieden und eine allmähliche Steigerung der Muskelkraft und -ausdauer erreicht werden.

Ein sinnvoller Krafttrainingsplan kombiniert isometrische Übungen mit Übungen, die gegen einen Widerstand (Schwerkraft oder Zusatzgewichte) in dem möglichen und tolerierbaren Bewegungsausmaß durchgeführt werden.

ÜBUNGSSTUFE 3: WIDERSTANDSTRAINING

ÜBUNGEN MIT SCHWERKRAFT

Übungen, die die Schwerkraft als Widerstand nutzen, sind sowohl kostengünstig als auch leicht zugänglich, da sie keine spezielle Ausrüstung benötigen. Darüber hinaus entsprechen sie unserer natürlichen Bewegung und Belastung im Alltag, und sie sind an verschiedene Trainingszustände und Schmerzlevel anpassbar, da sich der Widerstand durch die Anpassung von Winkel, Geschwindigkeit und Position verändern lässt.

ISOMETRISCHE NACKENSTRECKUNG MIT DOPPELKINNPOSITION IN RÜCKENLAGE

Isometrische Übungen, bei denen eine Muskelspannung erzeugt wird, während der Kopf in einer Doppelkinnposition verbleibt, können sehr nützlich sein, um die Nacken- und Halsmuskulatur zu stärken. Sie werden oft in der Physiotherapie zur Rehabilitation nach Verletzungen oder zur Behandlung von chronischen Nackenbeschwerden eingesetzt.

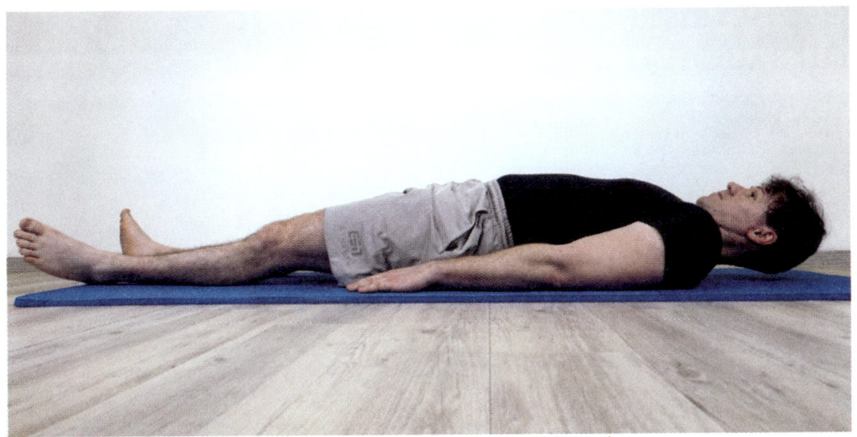

- ▲ Lege dich mit dem Rücken flach auf eine Matte oder eine andere weiche, aber stabile Unterlage.
- ▲ Deine Knie sollten gebeugt und deine Füße flach auf dem Boden sein. Drücke den Hinterkopf in die Unterlage und erzeuge dabei eine „Doppelkinnposition".
- ▲ Dabei sollte der Nacken flach und in Linie mit dem Rest der Wirbelsäule sein. Hebe nun vorsichtig und nur ganz leicht deinen Kopf von der Unterlage ab, während du die Doppelkinnposition beibehältst.
- ▲ Du solltest nun eine Anspannung im Nackenbereich verspüren. Halte diese Position für fünf bis zehn Sekunden, bevor du den Kopf sanft wieder auf die Unterlage sinken lässt.
- ▲ Wiederhole diese Übung zehn- bis 15-mal.

ISOMETRISCHE DOPPELKINNHALTUNG IN BAUCHLAGE

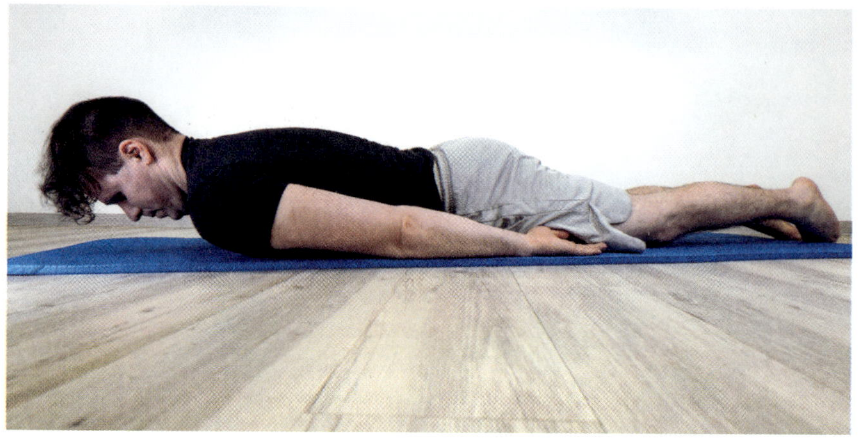

- Lege dich auf den Bauch, wobei deine Beine gestreckt und deine Arme entlang des Körpers liegen sollten. Positioniere dich so, dass dein Kopf über den Rand einer Matratze oder einer stabilen Bank hängt.
- Erzeuge eine „Doppelkinnposition", indem du den Hinterkopf nach hinten und oben drückst, während das Kinn leicht nach unten und hinten gezogen wird.
- Halte nun deinen Kopf in dieser Position, sodass er nicht mehr auf der Unterlage aufliegt. Du solltest eine Anspannung im Nackenbereich verspüren.
- Halte diese Position für fünf bis zehn Sekunden, bevor du den Kopf sanft wieder auf die Unterlage sinken lässt. Wiederhole diese Übung zehn- bis 15-mal.

ISOMETRISCHE NACKENSTRECKUNG MIT DOPPEL-KINNHALTUNG IN SEITENLAGE

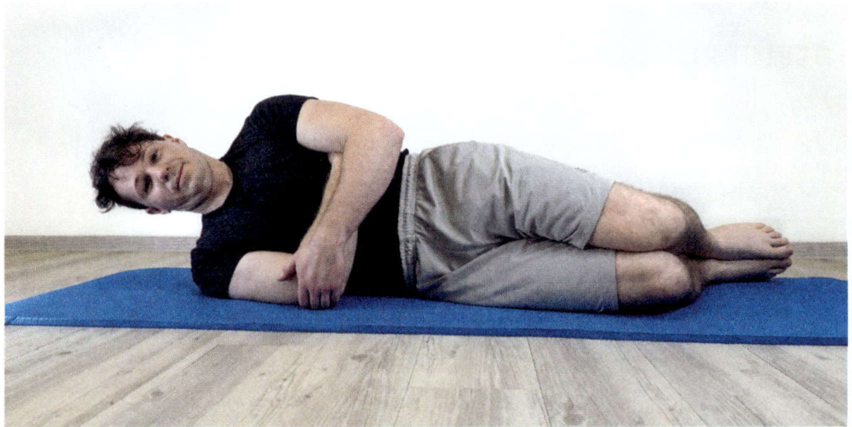

- ▲ Lege dich zuerst auf die Seite deiner Wahl.
- ▲ Deine Beine sollten in den Knien und Hüften angewinkelt und übereinandergelegt sein, um die Balance zu gewährleisten.
- ▲ Der nächste Schritt besteht darin, die „Doppelkinnhaltung" einzunehmen.
- ▲ Hierfür ziehst du dein Kinn bewusst in Richtung Hals.
- ▲ Nun hebst du deinen Kopf langsam vom Rand der Unterlage ab, wobei der Nacken immer noch in der „Doppelkinnhaltung" gehalten wird.
- ▲ Hebe den Kopf nur so weit an, dass du eine leichte Spannung in den Nackenmuskeln spürst.
- ▲ Du solltest hierbei keine Schmerzen über 6 bis 7 verspüren.
- ▲ Halte diese Position, in der du die Spannung in den Nackenmuskeln spürst, für etwa fünf bis zehn Sekunden.
- ▲ Achte darauf, dass du weiterhin die „Doppelkinnhaltung" beibehältst und gleichmäßig atmest.
- ▲ Lasse deinen Kopf langsam und kontrolliert wieder auf die Unterlage sinken und entspanne die Nackenmuskulatur.
- ▲ Das ist das Ende einer Wiederholung.

▲ Wiederhole diese Übung in Sätzen von fünf bis zehn Wiederholungen pro Seite.

STEIGERUNGSMÖGLICHKEITEN

Hier sind einige Möglichkeiten, wie du die Intensität der isometrischen Übungen allmählich steigern kannst, sobald du dich wohler und stärker fühlst:

Erhöhung der Haltezeit: Beginne damit, die Position für zwei bis drei Sekunden zu halten. Erhöhe diese Zeit schrittweise, bis du zehn Sekunden erreicht hast.

Erhöhung der Wiederholungen: Starte mit fünf Wiederholungen und erhöhe die Anzahl langsam, bis du 15 Wiederholungen erreichen kannst.

Mehrere Sätze: Wenn du mit einer Runde von Wiederholungen zurechtkommst, kannst du versuchen, mehrere Sätze (zwei bis drei) der Übung durchzuführen, mit einer Pause von ein bis zwei Minuten zwischen den Sätzen.

Wichtig ist immer, auf deinen Körper zu hören und bei Schmerzen oder Beschwerden Anpassungen vorzunehmen. Bei Unsicherheiten solltest du immer professionellen Rat einholen. Mit regelmäßiger und sicherer Ausführung kannst du die Stabilität und Kraft deiner Halsmuskulatur verbessern.

FAQ

Ich habe Schmerzen während der Übungen. Was sollte ich tun?

Solltest du während der Übungen Schmerzen auf der Skala von 0 bis 10 über 6 bis 7 verspüren, könntest du folgende Anpassungen vornehmen:

Reduziere die Haltezeit: Beginne zunächst mit kürzeren Haltezeiten, etwa zwei bis drei Sekunden, und erhöhe sie allmählich von Durchgang zu Durchgang, sobald es sich besser anfühlt.

Reduziere die Wiederholungen: Du könntest auch die Anzahl der Wiederholungen reduzieren und sie mit der Zeit langsam wieder steigern.

Bewegungsamplitude reduzieren: Hebe den Kopf nicht so weit von der Unterlage ab. Das geringste Abheben reicht bereits aus, um die Muskeln zu aktivieren.

Pausiere: Bei starken oder zunehmenden Schmerzen über 6 bis 7 solltest du die Übung unterbrechen und zu einem späteren Zeitpunkt noch einmal probieren.

Ich kann meinen Kopf nicht so lange halten. Ist das normal?

Ja, das ist völlig normal, besonders wenn du gerade erst mit der Übung beginnst. Deine Ausdauer und Stärke werden sich mit der Zeit verbessern. Denke daran, dass du die Übungen an deine Fähigkeiten anpassen kannst, zum Beispiel indem du die Haltezeit reduzierst.

Sollte ich vor oder nach den Übungen dehnen?

Generell kann leichtes Dehnen nach dem Training helfen, Schmerzen etwas zu dämpfen und somit als Tor zu beschwerdeärmeren Bewegungen zu dienen. Dehnung ist allerdings nicht grundsätzlich notwendig.

Muss ich in Seitenlage beide Seiten gleich trainieren?

Ja, es ist wichtig, beide Seiten gleichmäßig zu trainieren, damit alle Muskeln gleichermaßen gekräftigt werden.

Wie weiß ich, ob ich die Übung richtig mache?

Du solltest während der Übung eine Anspannung in deinen Nackenmuskeln spüren. Darüber hinaus sollte dein Kopf in einer neutralen Position bleiben und das „Doppelkinn" während der gesamten Übung beibehalten werden.

DYNAMISCHE ÜBUNGEN MIT ZUSATZGEWICHT

Krafttraining mit Zusatzgewicht ist eine immer noch unterschätzte und effektive Methode zur Steigerung der Belastbarkeit von vielen Körperstrukturen. Viele wissen nicht, dass es auch eine wichtige Rolle in der Rehabilitation und Prävention von Nackenschmerzen spielen kann. Forschungsergebnisse zeigen, dass gezieltes Krafttraining für den Nacken- und Schulterbereich eine erhebliche Linderung von Nackenschmerzen bieten kann.[126]

Einer der Hauptmechanismen, durch die Krafttraining Nackenschmerzen lindern kann, ist die Erhöhung der Belastungstoleranz sowohl auf zentraler Ebene (im zentralen Nervensystem) als auch peripher in den Geweben selbst. Wenn wir unsere Muskeln regelmäßig belasten, passt sich unser Körper an diese Anforderungen an, indem er die Belastungstoleranz erhöht. Dies bedeutet, dass unser Körper effizienter wird bei der Bewältigung von Belastung und Stress, was wiederum dazu beiträgt, Schmerzen zu lindern und Verletzungen zu vermeiden.[127] Darüber hinaus kann das positive Erfolgserlebnis des Krafttrainings – das Gefühl, dass du stärker und fitter wirst – auch zu einer verbesserten Stimmung und einer positiveren Einstellung zu deinem Körper beitragen. Das kann wiederum deine Schmerzwahrnehmung beeinflussen. Es ist gut dokumentiert, dass unsere psychische Verfassung und unsere Einstellungen einen starken Einfluss auf die Schmerzwahrnehmung haben. Ein positiverer Umgang mit dem eigenen Körper kann dazu führen, dass Schmerz als weniger dominierend wahrgenommen wird.

EINSEITIGES NACKENZIEHEN MIT ZUSATZGEWICHT

Hier kommt eine effektive Übung zur Stärkung und Entspannung der Muskulatur des Nackens und des oberen Rückens. Es ist wichtig, dass du die Technik korrekt beherrschst, um den maximalen Nutzen zu erzielen. Anhand dieser Schritt-für-Schritt-Anleitung kannst du die Übung durchführen.

Vorbereitung: Finde ein geeignetes Gewicht für die Übung. Dies kann eine gefüllte Wasserflasche, ein Hantelgewicht oder ein anderes handliches Gewicht sein. Es sollte schwer genug sein, um ein deutliches Dehnungsgefühl im Nacken zu erzielen, aber nicht so schwer, dass du die Übung nicht korrekt ausführen kannst. Beginne lieber mit einem geringeren Gewicht und steigere dich langsam.

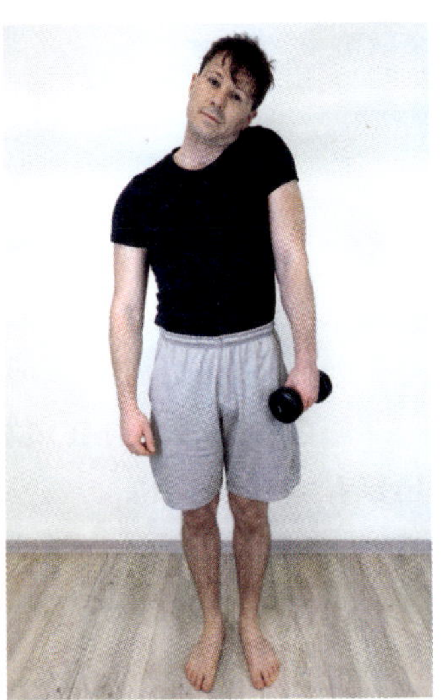

- ▲ Stehe oder sitze aufrecht mit dem Gewicht in deiner rechten Hand.
- ▲ Lasse deinen rechten Arm locker an der Seite hängen und halte den Kopf gerade.
- ▲ Ziehe nun langsam deine rechte Schulter in Richtung Decke, während dein Ellbogen dabei gestreckt bleibt.
- ▲ Du solltest eine Anspannung oder ein Ziehen auf der rechten Seite deines Nackens spüren.
- ▲ Senke deine Schulter langsam ab, während du deinen Kopf zur rechten Seite neigst.
- ▲ Du solltest nun eine deutliche Dehnung in deinem rechten Nacken spüren.

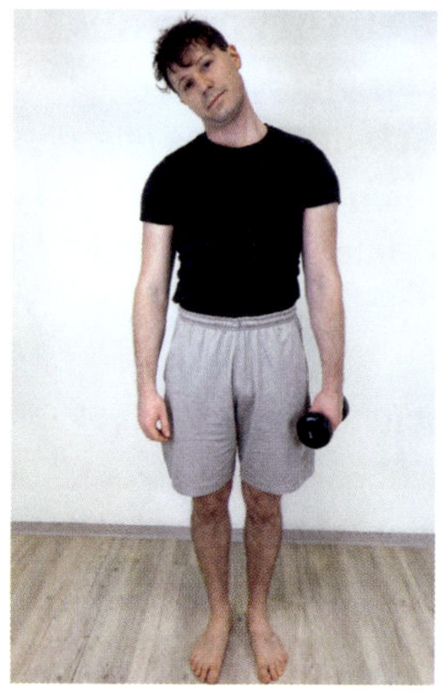

▲ Verweile dort ein bis zwei Sekunden.
▲ Wiederhole diese Bewegung langsam und kontrolliert fünf- bis achtmal.

Solltest du Schmerzen haben oder sich die Bewegung sehr unangenehm anfühlen, so gibt es eine Modifikation, die du ausprobieren kannst, um die Übung an deine spezifischen Bedürfnisse anzupassen. Versuche die Neigung des Kopfes zu minimieren und konzentriere dich stattdessen auf das Heben und Senken deiner Schulter. Wenn du Probleme mit dem Gleichgewicht hast, kannst du die Übung im Sitzen durchführen.

Der große Vorteil der dynamischen Ausführung dieser Übung liegt darin, dass die Nackenmuskulatur stark durchblutet wird.

STEIGERUNGSMÖGLICHKEITEN

Erhöhung des Zusatzgewichts: Wenn du feststellst, dass die aktuelle Gewichtsauswahl zu leicht wird, kannst du das Gewicht schrittweise erhöhen. Dies wird die Intensität der Übung steigern und deiner Muskulatur einen stärkeren Wachstumsstimulus bieten. Achte jedoch darauf, dass du die Technik nicht opferst, um mit einem schwereren Gewicht zu arbeiten.

Erhöhung der Wiederholungen: Eine andere Möglichkeit, die Intensität zu steigern, besteht darin, die Anzahl der Wiederholungen zu erhöhen. Anstatt fünf bis acht Wiederholungen könntest du beispielsweise versuchen, bis zu zehn bis zwölf oder sogar 15 Wiederholungen durchzuführen.

Erhöhung der Sätze: Mehr Sätze zu machen ist eine weitere Methode, um die Übung herausfordernder zu gestalten. Wenn du dich wohlfühlst, kannst du die Anzahl der Sätze von zwei bis drei auf drei bis vier oder mehr erhöhen.

Langsamere Bewegungsgeschwindigkeit: Verlangsame die Bewegung, um die Muskelspannung zu erhöhen und die Kontrolle zu verbessern. Du könntest zum Beispiel versuchen, die Schulter über drei bis vier Sekunden hochzuziehen und dann über drei bis vier Sekunden abzusenken, während du den Kopf zur Seite neigst.

FAQ

Wie wähle ich das richtige Zusatzgewicht aus?

Starte immer mit einem Gewicht, das du leicht handhaben kannst, während du die Bewegung korrekt ausführst. Sobald du diese Bewegung beherrschst, kannst du allmählich das Gewicht erhöhen.

Wie weiß ich, dass ich die Übung richtig mache?

Eine korrekte Ausführung beinhaltet das Anheben deiner Schulter zur Seite und das gleichzeitige Neigen deines Kopfes zur gegenüberliegenden Seite. Ein Spiegel kann hilfreich sein, um sicherzustellen, dass du die Bewegung korrekt ausführst.

UNIVERSELLES BEISPIEL-STEIGERUNGSSCHEMA FÜR EIN SICHERES TRAINING

Um das Risiko für Schmerzverstärkungen oder gar Verletzungen so gering wie möglich zu halten, ist eine vernünftige Gestaltung des

Trainings von großer Bedeutung. Ein vorsichtiges und graduelles Steigerungssystem kann dafür sorgen, dass alle Gewebe optimale Voraussetzungen für eine positive Anpassung haben.

Startpunkt: Beginne mit einem Gewicht von zwei Kilo. Ziel ist es, drei Sätze mit acht bis zehn Wiederholungen durchzuführen.

Erhöhung der Wiederholungen: In jeder Trainingseinheit versuchst du, die Anzahl der Wiederholungen pro Satz zu erhöhen. Du könntest beispielsweise mit acht Wiederholungen beginnen und in der nächsten Trainingseinheit versuchen, neun oder zehn Wiederholungen zu machen. Die Steigerung kann um eine oder zwei Wiederholungen pro Trainingseinheit erfolgen, abhängig von deinem Komfort und deiner Fähigkeit.

Erreichen des Wiederholungsziels: Sobald du in der Lage bist, drei Sätze mit jeweils zehn Wiederholungen ohne Schwierigkeiten zu absolvieren, bist du bereit, das Gewicht zu erhöhen.

Erhöhung des Gewichts: Steigere das Gewicht um ein Kilo (also von zwei auf drei Kilo). Nach der Gewichtserhöhung kehrst du zur unteren Wiederholungszahl zurück (acht Wiederholungen) und beginnst den Progressionsprozess erneut.

Wiederholung des Prozesses: Dieser Zyklus von schrittweiser Erhöhung der Wiederholungen und anschließender Erhöhung des Gewichts bei Erreichen des Wiederholungsziels wird fortgesetzt.

Jedes Mal, wenn du das Wiederholungsziel von drei Sätzen mit jeweils zehn Wiederholungen erreichst, erhöhst du das Gewicht um ein Kilo und kehrst zu acht Wiederholungen zurück.

Durch dieses sogenannte Double-Progressions-Schema sorgst du bei allen Übungen mit Zusatzgewicht für eine kontinuierliche und sichere Steigerung der Trainingsintensität, was letztendlich zu einer stärkeren und belastbareren Nacken- und Rückenmuskulatur führen wird, ohne dass Überlastungen entstehen.

SEITNEIGUNG DES NACKENS IN SEITENLAGE

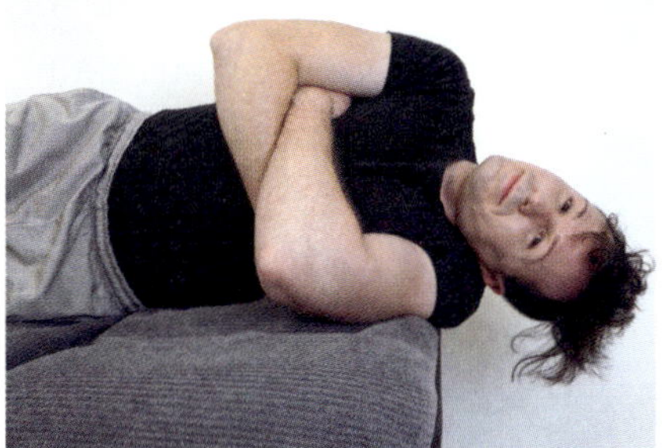

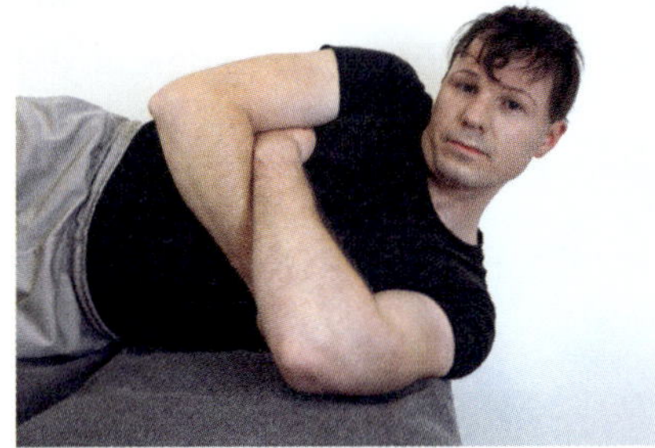

Diese Übung eignet sich gut, um die seitlichen Halsmuskeln zu trainieren, während du in einer Seitenlage verweilst. Hier sind die Schritte, um diese Übung effektiv durchzuführen:

- ▲ Beginne damit, eine komfortable und rutschfeste Matte auf den Boden zu legen.
- ▲ Dies dient als deine Basis, um die seitliche Nackenbeugung in einer sicheren und stabilen Umgebung auszuführen.
- ▲ Lege dich auf die Seite, mit den Beinen gestreckt und die Arme entweder seitlich oder vor dir, je nachdem, was bequemer ist.
- ▲ Dein Kopf sollte in einer Linie mit der Wirbelsäule sein, und deine Halsmuskeln sollten entspannt sein.
- ▲ Beginne von dieser Position aus damit, deinen Kopf langsam zur Decke zu neigen, wobei das Ohr sich von der Schulter wegbewegt.
- ▲ Halte diese Position für eine Sekunde, bevor du langsam zur Ausgangsposition zurückkehrst.

▲ Du solltest eine leichte Dehnung auf der Seite deines Halses spüren, die dem Boden zugewandt ist.

▲ Achte darauf, eine vollständige Bewegung durchzuführen, indem du den Kopf so weit wie möglich neigst, ohne Schmerzen oder Unbehagen zu verspüren.

▲ Dann kehre langsam zur Ausgangsposition zurück und achte darauf, dass deine Bewegungen kontrolliert und flüssig sind.

▲ Beginne mit zehn Wiederholungen und führe zwei bis drei Sätze auf jeder Seite durch. Achte darauf, die Übung auf beiden Seiten auszuführen, um eine symmetrische Stärkung und Dehnung zu gewährleisten.

NACKENSTRECKUNG IN BAUCHLAGE

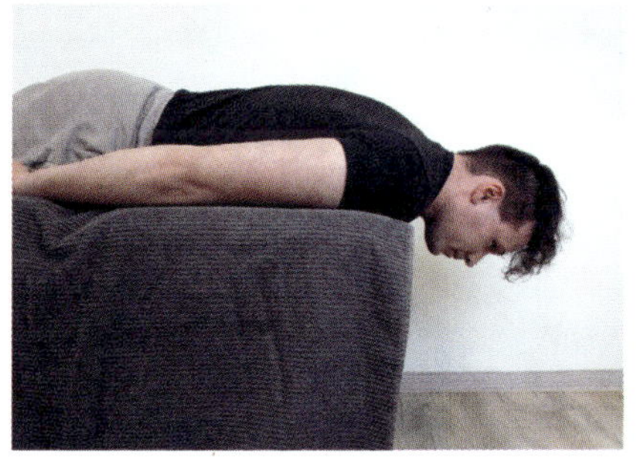

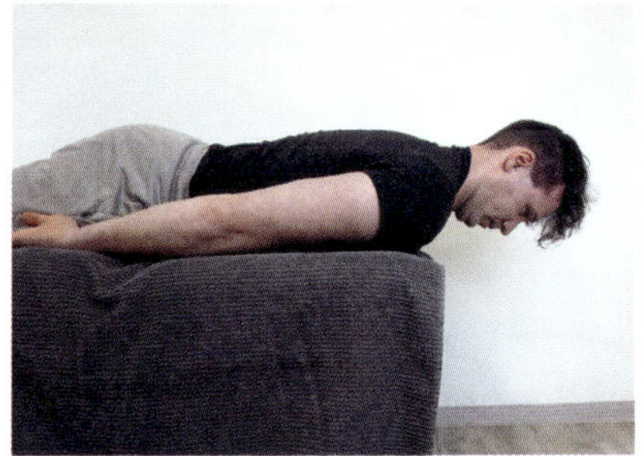

▲ Wähle ein festes und stabiles Bett und positioniere dich so, dass dein Oberkörper über der Kante des Bettes hängt, während deine Hüften und Beine auf dem Bett bleiben.

▲ Lege dich mit dem Bauch nach unten, sodass dein Kopf und der Oberkörper leicht über der Kante des Bettes hängen.

▲ Deine Arme können entweder seitlich ausgestreckt oder über dem Kopf verschränkt sein, je nachdem, was bequemer ist.

▲ Halte deinen Nacken entspannt und in einer neutralen Position, um zu beginnen.

▲ Atme tief ein und fange beim Ausatmen an, deinen Kopf und Oberkörper sanft nach oben zu heben.

▲ Während dieser Bewegung ziehe dein Kinn zur Brust (Doppelkinnbildung) und behalte diese Position bei, während du die Streckung des Nackens durchführst.
▲ In der höchsten Position deiner Bewegung strecke den Hals lang, als würdest du einen „Geierhals" bilden, und dann geh langsam in die Flexion, indem du den Kopf und Oberkörper wieder senkst.
▲ Achte darauf, eine vollständige Bewegung durchzuführen, indem du den Kopf und Oberkörper so weit wie möglich anhebst und senkst, ohne Schmerzen oder Unbehagen zu verspüren.
▲ Die Bewegungen sollten kontrolliert und flüssig sein, um Verletzungen zu vermeiden und die beste Wirkung zu erzielen.
▲ Beginne mit zehn Wiederholungen und führe zwei bis drei Sätze durch. Achte darauf, dass du zwischen den Sätzen ausreichend Ruhepausen einlegst, um Überanstrengungen zu vermeiden.

NACKENBEUGUNG IN RÜCKENLAGE

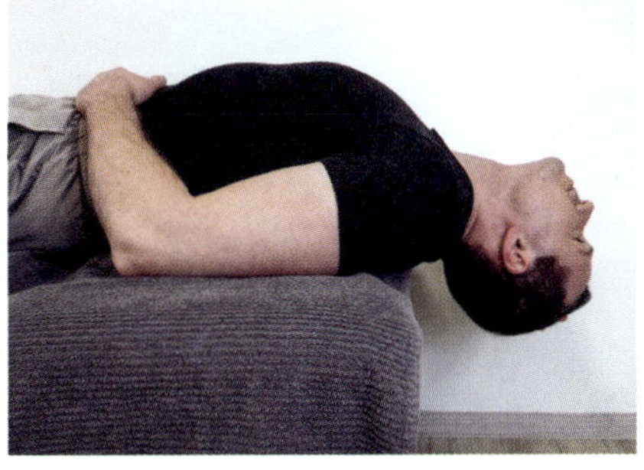

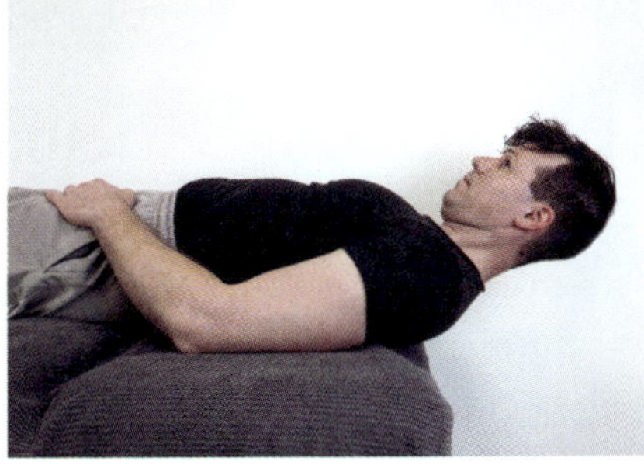

▲ Wähle ein festes und stabiles Bett und positioniere dich so, dass dein Kopf über der Kante des Bettes hängt, während deine Schultern und der Rest deines Körpers auf dem Bett bleiben.
▲ Lege dich mit dem Rücken nach unten, sodass dein Kopf leicht über der Kante des Bettes hängt.
▲ Deine Arme können entweder seitlich ausgestreckt oder auf deinem Bauch liegen, je nachdem, was bequemer ist.

- ▲ Halte deine Beine gestreckt oder die Knie leicht gebeugt, je nachdem, was für dich angenehmer ist.
- ▲ Atme tief ein und beginne beim Ausatmen, deinen Kopf sanft nach oben zu beugen, indem du dein Kinn zur Brust ziehst und eine Doppelkinnposition einnimmst.
- ▲ Halte diese Position kurz, bevor du langsam zurück in die gestreckte Anfangsposition gehst, wobei du den Kopf wieder leicht nach hinten über der Bettkante hängen lässt.
- ▲ Achte darauf, eine vollständige Bewegung durchzuführen, indem du den Kopf so weit wie möglich beugst und dann wieder zurück in die gestreckte Position bringst, ohne Schmerzen oder Unbehagen zu verspüren.
- ▲ Die Bewegungen sollten kontrolliert und flüssig sein, um Verletzungen zu vermeiden und die beste Wirkung zu erzielen.
- ▲ Beginne mit zehn Wiederholungen und führe zwei bis drei Sätze durch. Achte darauf, dass du zwischen den Sätzen ausreichend Ruhepausen einlegst, um Überanstrengungen zu vermeiden.

STEIGERUNGSMÖGLICHKEITEN

Erhöhung der Wiederholungen: Wenn du die Übung für mehrere Sätze von zehn Wiederholungen durchführen kannst, ohne dass es zu erschöpfend wird, könntest du die Anzahl der Wiederholungen pro Satz erhöhen.

Erhöhung der Sätze: Anfangs könnten das zwei bis drei Sätze sein, aber du könntest auch versuchen, bis zu vier Sätze zu machen, um die Intensität der Übung zu steigern.

Langsamere Bewegungsgeschwindigkeit: Eine weitere Methode, um die Übung intensiver zu gestalten, ist die Verlangsamung der Bewegungsgeschwindigkeit. Du könntest zum Beispiel versuchen, den Kopf über drei bis vier Sekunden zur Seite zu neigen und dann über drei bis vier Sekunden zurück in die Ausgangsposition zu bringen.

Verwendung von Zusatzgewicht: Sollte es immer noch zu leicht sein, kannst du eine Gewichtsscheibe oder einen Rucksack mit Wasserflaschen auf deinen Kopf positionieren. Verwende erst wenig Gewicht und steigere es graduell nach dem „Steigerungsschema für ein sicheres Training".

FAQ

Was soll ich tun, wenn ich Schwierigkeiten habe, meinen Kopf während der Übung zu heben?

Wenn du Schwierigkeiten hast, deinen Kopf zu heben, könnte das ein Zeichen für eine schwache Halsmuskulatur sein. Du könntest mit weniger Wiederholungen beginnen und/oder die Übung öfter durchführen, um die Stärke im Laufe der Zeit aufzubauen.

ISOMETRISCHE UND DYNAMISCHE ÜBUNGEN FÜR DEN UNTEREN RÜCKEN

RÜCKENSTRECKUNG IN BAUCHLAGE

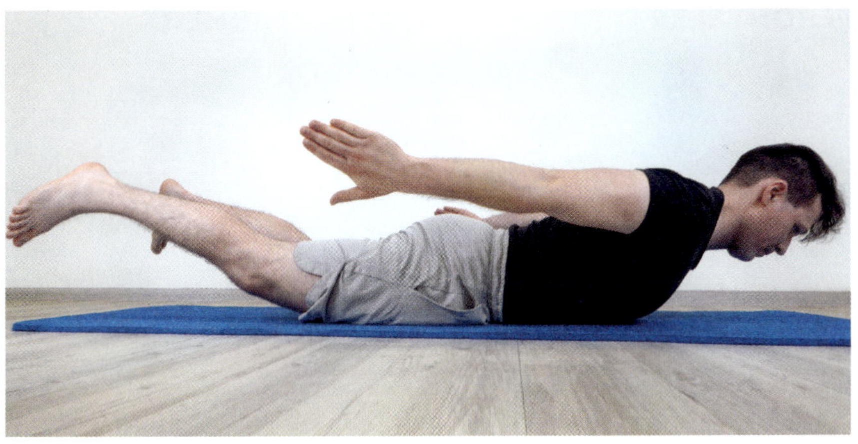

- ▲ Lege eine komfortable und rutschfeste Matte auf den Boden, um eine weiche Unterlage zu haben.
- ▲ Lege dich mit dem Bauch flach auf die Matte, die Beine gestreckt und die Arme entweder an den Seiten oder vor dir ausgestreckt.
- ▲ Dein Kopf sollte in einer neutralen Position sein.
- ▲ Atme tief ein, und beim Ausatmen hebe deinen Oberkörper, deine Arme und deine Beine leicht vom Boden ab.
- ▲ Halte diese Position, während du gleichmäßig und ruhig atmest. Halte die Spannung für etwa zehn bis 15 Sekunden oder so lange, wie du kannst, ohne die Form zu verlieren oder Unbehagen zu verspüren.
- ▲ Atme ruhig und entspanne dich, während du die Position hältst. Nach dem Halten der Spannung atme tief ein, und beim Ausatmen senke deinen Oberkörper, deine Arme und deine Beine langsam zurück auf die Matte.
- ▲ Führe zwei bis drei Sätze mit je fünf Wiederholungen durch und achte darauf, zwischen den Sätzen ausreichend zu ruhen.
- ▲ Wenn die Übung leichter wird, versuche, die Haltezeiten zu verlängern, um die Intensität zu steigern.
- ▲ Du könntest auch die Anzahl der Sätze erhöhen, wenn du die Übung über die Zeit leichter findest.

FRONTALER PLANK AUF DEN UNTERARMEN

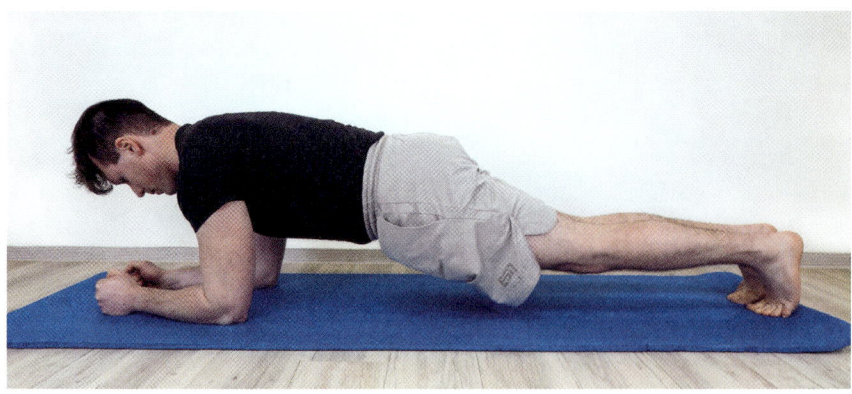

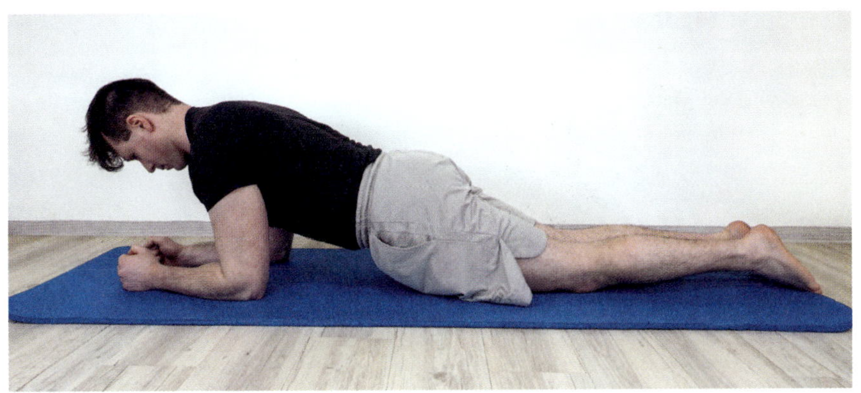

- ▲ Finde eine rutschfeste und komfortable Matte und lege sie auf eine ebene Fläche.
- ▲ Beginne in einer liegenden Position mit dem Gesicht nach unten.
- ▲ Positioniere deine Ellbogen direkt unter deinen Schultern und deine Unterarme parallel zueinander oder deine Hände zusammen.
- ▲ Drücke deine Hände und Unterarme fest in den Boden und hebe dein Becken von der Unterlage ab, bis es eine gerade Linie von den Füßen bis zu den Schultern bildet.
- ▲ Wenn dir dafür noch die Kraft fehlen sollte, kannst du alternativ die Knie auf dem Boden lassen.
- ▲ Halte den Bauch angespannt und achte darauf, dass dein Rücken gerade bleibt, ohne dass er durchhängt.
- ▲ Halte diese Position so lange wie möglich, ohne die Form zu verlieren.
- ▲ Ziel ist es, die Position für mindestens 30 Sekunden bis zu einer Minute zu halten. Atme ruhig und gleichmäßig, während du die Position hältst.
- ▲ Senke deinen Körper langsam und kontrolliert zurück auf den Boden.
- ▲ Du kannst mit zwei bis drei Sätzen beginnen und dich mit der Zeit auf mehr Sätze oder längere Haltezeiten steigern.

SEITLICHER PLANK AUF DEM UNTERARM

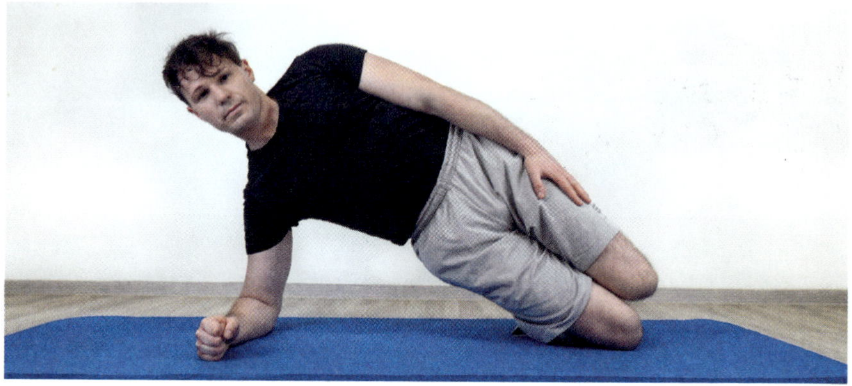

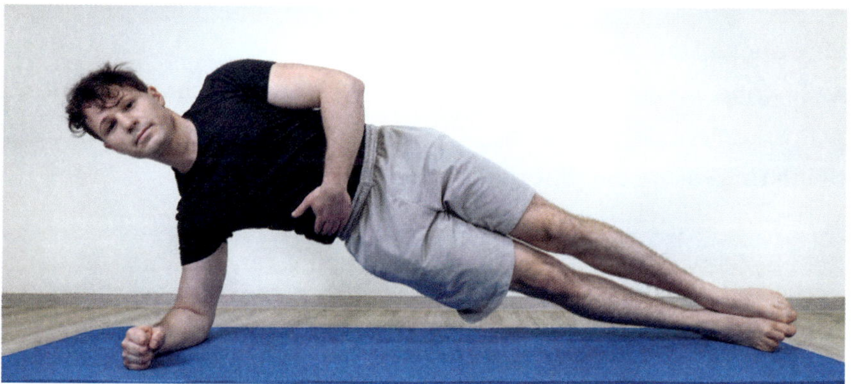

▲ Finde eine komfortable und rutschfeste Unterlage und lege sie auf eine ebene Fläche.

▲ Beginne in einer seitlichen Position, wobei du dich auf deinem Unterarm abstützt, der direkt unter deiner Schulter positioniert sein sollte.

▲ Deine Beine sollten in den Knien angewinkelt sein, und deine Füße können entweder übereinander oder nebeneinander positioniert sein.

▲ Drücke deinen Unterarm fest in den Boden und hebe deine Hüften vom Boden ab, um eine gerade Linie von deinem Kopf bis zu deinen Füßen zu bilden.

▲ Halte deinen Rumpf stabil und vermeide es, deine Hüften nach vorne oder hinten zu kippen.
▲ Deine freie Hand kann entweder auf deine Hüfte gelegt oder zur Decke gestreckt werden.
▲ Halte diese Position für 20 bis 30 Sekunden oder so lange wie möglich, ohne die Form zu verlieren. Atme ruhig und gleichmäßig.
▲ Senke deine Hüften langsam und kontrolliert zurück auf den Boden.
▲ Wiederhole die Übung auf der anderen Seite, um eine symmetrische Stärkung zu gewährleisten. Führe zwei bis drei Sätze auf jeder Seite durch.
▲ Sollte diese Ausführung zu leicht sein, kannst du die Beine dabei ausgestreckt lassen.

DYNAMISCHE AUSFÜHRUNG DER ÜBUNGEN

▲ Anstatt die angehobene Position zu halten, führe eine kontrollierte Hebe- und Senkbewegung aus, indem du beim Ausatmen deinen Oberkörper, deine Arme und Beine anhebst und beim Einatmen langsam wieder zur Matte zurückkehrst.
▲ Führe die Bewegungen in einem stetigen, flüssigen Tempo durch und arbeite durch den vollen Bewegungsbereich, um die Muskeln effektiv zu trainieren.
▲ Beginne mit zehn Wiederholungen und führe zwei bis drei Sätze durch. Achte darauf, dass du zwischen den Sätzen ausreichend Pausen einlegst, um Überanstrengungen zu vermeiden.

STEIGERUNGSMÖGLICHKEITEN

Erhöhung der Wiederholungen und Sätze: Wenn du die Übungen mit Leichtigkeit für die vorgegebene Anzahl an Wiederholungen und Sätzen durchführen kannst, kannst du die Anzahl der Wiederholungen pro Satz und/oder die Anzahl der Sätze erhöhen, um die Intensität der Übung zu steigern.

Verlängerung der Haltezeiten: Bei isometrischen Übungen wie dem Plank kannst du die Haltezeit verlängern, um die Intensität zu steigern. Ziel ist es, schrittweise längere Haltezeiten zu erreichen, ohne die Form zu verlieren.

Langsamere Bewegungsgeschwindigkeit: Bei dynamischen Übungen kannst du die Bewegungsgeschwindigkeit verlangsamen. Eine langsamere Ausführung erhöht die Zeit unter Spannung und macht die Übung anspruchsvoller.

Die dargestellten Übungen repräsentieren nur einen Ausschnitt aus einer großen Auswahl an möglichen Übungen und sind in der Regel ausreichend, um akuten unspezifischen Rücken- oder Nackenschmerzen adäquat entgegenzutreten. Sie bieten eine solide Basis für den Abbau von Bewegungsängsten und den Aufbau von Mobilität und Vertrauen in den Körper. In einzelnen Fällen könnte es jedoch notwendig sein, eine individualisiertere Übungsauswahl zu treffen, um spezifischen Bedürfnissen oder Beschwerden gerecht zu werden. Bei anhaltenden oder spezifischen Schmerzen ist es ratsam, einen medizinischen oder physiotherapeutischen Rat einzuholen, um eine geeignete und sichere Übungsroutine zu entwickeln, die auf deine individuellen Bedürfnisse und Ziele zugeschnitten ist.

BEISPIELPLAN

Dieser Beispielplan für den Nacken soll dir eine mögliche Gestaltung der Trainingseinheiten und Übungen über die Wochen veranschaulichen. Du kannst dieses Schema auch für Übungen für den unteren Rücken verwenden.

Woche 1

Montag: Beginne die Woche mit isometrischen Übungen, zum Beispiel der Nackenextension mit Doppelkinnhaltung (Übung aus der Stufe 2). Führe zwei Sätze mit je fünf Wiederholungen durch.

Dienstag: Heute ist Ruhetag. Nutze die Zeit, um deinen Nacken mit Übungen aus der Stufe 1 zu entspannen und zu mobilisieren. Leichte Aktivitäten wie Spazierengehen sind auch weiterhin empfehlenswert.

Mittwoch: Wiederhole die isometrischen Übungen vom Montag. Diesmal versuche, einen weiteren Satz oder einige zusätzliche Wiederholungen (zwei bis drei mehr) zu machen.

Donnerstag: Wie am Dienstag ist heute ein Ruhetag, an dem mobilisierende Übungen durchgeführt werden können. Allerdings kannst du wieder leichte Aktivitäten einbauen, wenn du möchtest.

Freitag: Wiederhole die isometrischen Übungen vom Montag. Diesmal versuche, einen weiteren Satz oder einige zusätzliche Wiederholungen zu machen.

Samstag: Auch heute ist wieder ein Ruhetag, an dem du dich mit Übungen aus der Stufe 1 entspannen und erholen kannst. Leichte Aktivitäten sind aber immer noch eine gute Option.

Sonntag: Zum Abschluss der Woche stehen erneut die isometrischen Übungen auf dem Plan. Versuche, die Anzahl der Wiederholungen zu erhöhen oder einen weiteren Satz hinzuzufügen.

Woche 2

Montag: Starte in die zweite Woche mit dynamischen Kraftübungen, zum Beispiel dem einseitigen Nackenziehen mit Zusatzgewicht (schlage gerne die Übung aus der Stufe 3 nach). Führe zwei Sätze mit je acht bis zehn Wiederholungen durch.

Dienstag: Heute ist Ruhetag. Nutze die Zeit, um deinen Nacken mit Übungen aus der Stufe 1 zu entspannen und zu mobilisieren. Leichte Aktivitäten wie Spazierengehen sind auch weiterhin empfehlenswert.

Mittwoch: Wiederhole die dynamischen Übungen vom Montag. Diesmal versuche, einen weiteren Satz oder einige zusätzliche Wiederholungen (zwei bis drei mehr) zu machen.

Donnerstag: Wie am Dienstag ist heute wieder ein Ruhetag, an dem du mobilisierende Übungen durchführen kannst. Allerdings kannst du wieder leichte Aktivitäten an der frischen Luft (aerob) einbauen, wenn du möchtest.

Freitag: Wiederhole die dynamischen Übungen vom Montag. Diesmal versuche, einen weiteren Satz oder einige zusätzliche Wiederholungen zu machen.

Samstag: Auch heute ist wieder ein Ruhetag, an dem du dich mit Übungen aus der Stufe 1 entspannen und erholen kannst. Leichte aerobe Aktivitäten sind aber immer noch eine gute Option.

Sonntag: Zum Abschluss der Woche stehen erneut die dynamischen Übungen auf dem Plan. Versuche, die Anzahl der Wiederholungen zu erhöhen oder einen weiteren Satz hinzuzufügen.

Woche 3

Montag: Beginne die dritte Woche mit einer Erhöhung der Intensität, indem du eine zusätzliche dynamische Kraftübung für den Nacken hinzufügst, wie zum Beispiel die Nackenextension in Bauchlage auf dem Bett im Überhang (Übungen aus der Stufe 3). Führe von beiden Übungen – dem einseitigen Nackenziehen mit Zusatzgewicht und der dynamischen Nackenextension – zwei Sätze mit je acht bis zehn Wiederholungen durch.

Dienstag: Wie in den Vorwochen ist heute ein Ruhetag, an dem du deinen Nacken mit Übungen aus der Stufe 1 entspannen und mobilisieren kannst. Auch leichte aerobe Aktivitäten wie Spazierengehen bleiben eine gute Wahl.

Mittwoch: Wiederhole die dynamischen Übungen vom Montag. Versuche, einen weiteren Satz oder einige zusätzliche Wiederholungen (zwei bis drei mehr) zu machen, um deine Fortschritte fortzusetzen.

Donnerstag: Nutze diesen Ruhetag für mobilisierende Übungen und integriere bei Bedarf leichte aerobe Aktivitäten. Es ist wichtig, dass du deinem Körper die nötige Erholung und Regeneration ermöglichst.

Freitag: Wiederhole die dynamischen Übungen vom Montag. Ziel ist es, einen weiteren Satz oder einige zusätzliche Wiederholungen zu machen und so die Intensität weiter zu steigern.

Samstag: Dieser Ruhetag bietet wieder die Gelegenheit, mit Übungen aus der Stufe 1 zu entspannen und zu regenerieren. Auch leichte aerobe Aktivitäten können weiterhin in deine Routine integriert werden.

Sonntag: Zum Abschluss der Woche stehen erneut die dynamischen Übungen auf dem Plan. Versuche, die Anzahl der Wiederholungen zu erhöhen oder einen weiteren Satz hinzuzufügen. Überprüfe deine Fortschritte und passe bei Bedarf dein Trainingsprogramm an, um in der folgenden Woche weiterhin Fortschritte zu erzielen.

In dieser Woche wird eine zusätzliche dynamische Kraftübung hinzugefügt, um die Intensität und den Umfang des Trainings zu erhöhen. Es ist wichtig, auf deinen Körper zu hören und die Intensität nach Bedarf anzupassen, um Übertraining und Verletzungen zu vermeiden. Zugleich solltest du darauf achten, weiterhin ausreichend zu regenerieren und über die Wochen neue Übungen hinzufügen zu können.

KAPITEL 6

NEUE WEGE IN DER PHYSIOTHERAPIE

MEINE REISE DER SELBSTREFLEXION

Auch wenn es vielleicht schwer vorstellbar ist, aber auch ich habe vor zehn Jahren unbewusst viele Mythen über die Ursachen und Mechanismen von Schmerzen verbreitet. Warum? Die Inhalte der Physiotherapie-Ausbildung waren zum großen Teil veraltet und sind bis heute noch nicht überall auf dem aktuellen Stand.

Das führte dazu, dass mein veraltetes Wissen und die daraus resultierenden Behandlungsmethoden häufig nicht nur ineffektiv waren, sondern auch oft die Rückenschmerzen meiner Patient:innen verschlimmerten. Statt ihnen einen Weg zu Selbstwirksamkeit und gesteigerter Belastbarkeit zu zeigen, vermittelte ich ihnen das Gefühl, kaputt zu sein und sich lieber schonen zu müssen. Erst als ich mit Artikeln und Büchern in Kontakt kam, die meine Glaubenssätze infrage stellten, begann ein intensiver Prozess der Selbstreflexion. Informationen, die meine Überzeugungen herausforderten, wirkten zunächst wie ein Angriff. Es war zutiefst beunruhigend, mit Fakten konfrontiert zu werden, die meinen fest verankerten Ansichten widersprachen. Schließlich identifizierte ich mich mit meinen therapeutischen Erfahrungen und dem bisherigen Wissen. Es war ein ungewohntes Gefühl, die Möglichkeit zu erwägen, dass ich mich vielleicht irrte. Diese Erkenntnis fühlte sich zunächst an wie ein Stich ins Herz – eine Mischung aus Scham und Verwirrung. Die meisten Menschen sind nicht vertraut mit dem Gedanken, dass man falschliegen könnte. Das ist absolut menschlich. Auch die Wissenschaft bleibt vom Bestätigungsfehler nicht verschont. Man geht davon aus, dass es circa 17 Jahre dauert, bis zwei bis 21 Prozent der Erkenntnisse aus der Grundlagenforschung in der klinischen Praxis angekommen sind und umgesetzt werden.[128] Als ich jedoch immer wieder auf Artikel stieß, die mein bisheriges Wissen infrage stellten, begannen meine festen Glaubenssätze langsam zu bröckeln. Mit jedem gelesenen Artikel, der meine Ansichten herausforderte, spürte ich, wie sich ein Knoten in meinem Inneren löste. Ein Gefühl der Befreiung mischte sich mit der Angst, falschgelegen zu haben. Die Einsicht in den von mir angerichteten Schaden war wie ein Schock. Plötzlich stand ich vor einer drängenden moralischen Frage: Wie konnte ich sicherstellen, dass meine Patientinnen und Patienten in Zukunft die bestmögliche Therapie erhalten? Diese ethische Verpflichtung wurde zum Antrieb einer langen Phase der Reflexion und Analyse. Ich vertiefte mich in das Studium wissenschaftlicher Arbeiten, lernte, sie zu analysieren und in meinen klinischen Alltag zu integrieren. Es wurde mir klar, dass ich nicht länger als ‚Körpermechaniker' fungieren wollte. Menschen mit Schmerzen sollten sich nicht länger schwach und zerbrechlich fühlen. Ich wollte ihnen beibringen, Schmerz zu verstehen und sich selbst zu helfen, ihre Angst vor Diagnosen zu überwinden und Vertrauen in ihren Körper aufzubauen. In den folgenden Jahren nutzte ich meine Erfahrungen und die aktuellen wissenschaftlichen Erkenntnisse, um ein ganzheitliches System zu entwickeln und zu etablieren. Dieses System lehrt

Menschen nicht nur, wie sie bestmöglich auf Schmerzen reagieren können, sondern bietet ihnen auch einen konkreten Fahrplan, um körperliche und mentale Belastbarkeit zurückzugewinnen, die für alle Aktivitäten ihres Alltags wichtig sind. Ich betreute mit diesem System Menschen, die nicht nur schmerzfrei und belastbar wurden, sondern auch in verschiedenen Bereichen ihres Lebens deutliche Verbesserungen erlebten. Bevor ich die unglaublichen Transformationen aufzeige, die ich in den letzten Jahren erleben und begleiten durfte, ist es wichtig, die Grundbestandteile dieses Systems zu verstehen.

DIE ENTWICKLUNG DES B.R.E.-SYSTEMS

FÜR EINE ERFOLGREICHE THERAPIE MUSS MAN IMMER ANGEFASST WERDEN?

Du würdest mir sicher zustimmen, wenn ich sage, dass eine Therapie von Rückenschmerzen nur erfolgreich sein kann, wenn man die betroffene Person anfasst, man also körperlich wird. Das war für mich auch so etwas wie ein unumstößlicher Fakt. Viele Menschen sind der Ansicht, dass eine effektive Anamnese nur möglich ist, wenn Therapeut:innen das Körpergewebe direkt berühren und abtasten, gefolgt von einer manuellen Behandlung. Diese Annahme ist im Kontext der Praxis durchaus sinnvoll, da das Anfassen eine wichtige Rolle beim Aufbau einer Verbindung zwischen Therapeut:in und Patient:in spielt. Doch in der Online-Betreuung meiner Patient:innen zeigt sich, dass diese physische Interaktion nicht zwingend notwendig ist, um eine gründliche Anamnese durchzuführen und die besten Behandlungsergebnisse zu erzielen. Durch spezifische Fragebögen und aktive Bewegungsuntersuchungen ist es möglich, auch auf Distanz effektiv auf die Bedürfnisse der Patient:innen einzugehen und sie erfolgreich zum Ziel zu führen.[129 130 131]

Was ist, wenn ich dir sage, dass ich die größten Erfolge tatsächlich in meinen Online-Betreuungen erlebte, in denen ich mein B.R.E.-System erprobte?

- Das „B“ steht für Bewegung,
- das „R“ für Regeneration & Mindset“,
- das „E“ für Ernährung.

Das sind die drei veränderbaren Teilbereiche des Lebens, die den größten Einfluss auf Schmerzerkrankungen und Gesundheit haben. Erst als ich aus den Körperstrukturen „herausgezoomt“ und aus der Adlerperspektive alle Puzzleteile analysiert habe, ergab sich mir ein ganzheitliches Bild.

DIE FASSANALOGIE

Stell dir dein Leben wie ein Fass vor, dessen Inhalt in drei Schichten aufgebaut ist: Bewegung, Regeneration & Mindset und Ernährung. In jeder dieser Schichten schwimmen unterschiedliche Faktoren, die bestimmen, wie voll dein Lebensfass ist. Manchmal kommt es zu Situationen, in denen das Fass überläuft – das könnte der Moment sein, in dem Schmerzen auftreten, sich Symptome von Erkrankungen zeigen oder Verletzungen entstehen. Das B.R.E.-System basiert im Wesentlichen auf drei Schritten, um nachhaltige körperliche und mentale Belastbarkeit zu erlangen:

1. Analyse und Identifizierung: Bei der Betrachtung der „Bewegungsschicht“ kann es hilfreich sein, die alltägliche Haltung und Bewegung sowie die wöchentliche körperliche Aktivität zu analysieren. In der Schicht „Regeneration & Mindset“ könnten Faktoren wie Schlafqualität, Stressmanagement und Erholungsroutinen untersucht werden, wobei insbesondere Glaubenssätze und Ängste berücksichtigt werden sollten. Die „Ernährungsschicht“ befasst sich mit Ernährungsgewohnheiten und deren Einfluss auf die Gesundheit. Ziel dieser Analyse ist es, potenzielle Treiber für Beschwerden in jedem Bereich zu erkennen.

2. Entwicklung eines individuellen Plans: Basierend auf dieser Analyse kann ein individueller Plan erstellt werden, der darauf abzielt, den Inhalt des Lebensfasses zu optimieren und gleichzeitig seine Kapazität zu erweitern. Dies kann durch die Integration von spezifischen Bewegungsabläufen, Trainings- und Entspannungsroutinen geschehen, die auf die individuellen Bedürfnisse abgestimmt sind. Dieser Plan könnte auch psychologische Elemente beinhalten, um emotionale Herausforderungen wie Ängste und Glaubenssätze zu adressieren. Der Fokus liegt darauf, Schmerzursachen zu reduzieren und gleichzeitig die körperliche und mentale Widerstandsfähigkeit zu steigern.

3. Begleitung und Anpassung: Die Umsetzung dieses Plans über einen bestimmten Zeitraum, oft bis zu sechs Monate, erfordert regelmäßige Überprüfungen und Anpassungen. Dies gewährleistet, dass der Plan effektiv bleibt und bei Bedarf modifiziert wird, um den individuellen Fortschritt und Veränderungen in den Symptomen Rechnung zu tragen. Kontinuierliche Überwachung und Anpassung sind entscheidend, um langfristige Erfolge und Verbesserungen zu sichern.

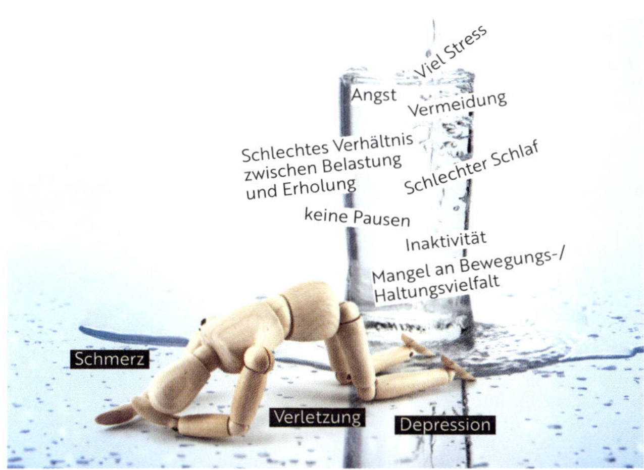

Stress und Vernachlässigung der Selbstfürsorge können das „Lebensfass" zum Überlaufen bringen und sowohl körperliche als auch seelische Beschwerden hervorrufen.

DER SCHLÜSSEL ZUM ERFOLG

In meiner umfassenden Erfahrung mit der Betreuung von über 500 Patient:innen und Klient:innen habe ich ein faszinierendes Muster entdeckt: Der Schlüssel zur erfolgreichen Überwindung von Rückenschmerzen liegt nicht allein in der Kenntnis der Schritte des B.R.E.-Systems, sondern vielmehr in der Art und Weise, wie diese Schritte umgesetzt werden. Bei der Zusammenarbeit mit über 66 Frauen, die alle unter ähnlichen Beschwerden litten, kam eine aufschlussreiche Erkenntnis zutage. Obwohl jede von ihnen ihre einzigartige Geschichte und spezifische Herausforderungen hatte, waren es stets die gleichen drei essenziellen Schritte, die zum Erfolg führten. Doch das wirklich Erstaunliche daran war die Beobachtung, dass der Grad des persönlichen Engagements einen gewaltigen Unterschied machte.

Ich bemerkte, dass jene Klient:innen, die bereit waren, in ihre Gesundheit zu investieren – und zwar nicht nur finanziell, sondern auch mit ihrer Zeit und Energie –, eine deutlich intensivere und konsequentere Umsetzung des Stufenplans zeigten. Diese Investition führte zu einem starken Commitment gegenüber dem Programm und motivierte sie, jeden Schritt mit größter Sorgfalt und Hingabe zu verfolgen.

Diese Einsicht war mehr als nur eine Bestätigung. Sie war ein Aha-Erlebnis. Es wurde klar, dass der wahre Erfolg nicht nur in der Struktur des Stufenplans liegt, sondern in der leidenschaftlichen Hingabe, mit der jede:r der Klient:innen diesen Plan in sein/ihr Leben integriert. Es ist diese Art der Investition in die eigene Gesundheit, die den wahren Unterschied ausmacht.

WIEDER MIT DEM KIND TOBEN KÖNNEN – EIN BEWEGENDER ERFAHRUNGSBERICHT

Ein besonders eindrückliches Beispiel für den Erfolg des B.R.E.-Systems ist die Geschichte von Dagmar. Dagmar kam zu mir mit starken Rückenschmerzen, die durch ihre Schwangerschaft, die Geburt ihres Kindes und das ständige Tragen ihres Babys verursacht wurden. Sie litt unter chronischen Schmerzen im Iliosakralgelenk (ISG) und konnte keine drei Minuten schmerzfrei sitzen.

Über einen Zeitraum von einem halben Jahr arbeiteten wir intensiv zusammen. Unser Ansatz umfasste nicht nur Krafttraining, sondern auch mentale Unterstützung: Wir bauten Ängste ab, lösten falsche Glaubenssätze auf, widerlegten irreführende Aussagen von Ärzten und stärkten ihr Vertrauen in den eigenen Körper. Dieser ganzheitliche Ansatz führte zu beeindruckenden Ergebnissen. Dagmar erreichte eine signifikante Schmerzlinderung, die viele Ärzte, Heilpraktikerinnen, Osteopathen und Physiotherapeutinnen zuvor nicht erreichen konnten. Ihr Alltag wurde weitgehend schmerzfrei, und sie konnte wieder ihrer Arbeit nachgehen.

Ein Jahr nach Trainingsbeginn berichtete Dagmar, dass die Rückenschmerzen nicht zurückgekehrt waren. Auch Missempfindungen in ihren Beinen, die sie zusätzlich plagten, hatten sich deutlich verbessert. Ihre anhaltende Motivation zeigte sich darin, dass sie weiterhin zweimal pro Woche Kraftsport und zweimal Ausdauersport betrieb.

Dagmar hatte sich zu Beginn des Coachings das Ziel gesetzt, unbeschwert mit ihrer Tochter spielen und toben zu können – dieses Ziel erreichte sie. Ihre Geschichte ist ein leuchtendes Beispiel dafür, wie eine engagierte, ganzheitliche Herangehensweise nicht nur kurzfristige Erleichterung, sondern dauerhafte Veränderungen im Leben bewirken kann.[132]

EINKLANG ZWISCHEN BELASTUNG UND ERHOLUNG

In der Welt der modernen Gesundheit ist das Gleichgewicht zwischen Belastung und Erholung ein zentrales Thema, das oft übersehen wird. Wir leben in einer Gesellschaft, die Leistung und Aktivität hoch schätzt, doch oft vergessen wir dabei die Bedeutung der Regeneration – dabei ist sie doch für unser Wohlbefinden entscheidend und sollte besondere Aufmerksamkeit bekommen. Das Ziel: das Optimieren der Basis für ein gesundes Leben mit großer Belastbarkeit.

DIE ROLLE DER BELASTUNG

Belastung ist nicht per se negativ. Sie ist ein wesentlicher Bestandteil des Lebens und der persönlichen Entwicklung. Im Kontext der Physiotherapie und des Gesundheitsmanagements sprechen wir von Belastung in Form von körperlicher Aktivität und mentaler Beanspruchung. Diese Art der Belastung ist notwendig, um Stärke, Ausdauer und Resilienz aufzubauen. Jedoch wird es problematisch, wenn die Belastung konstant hoch bleibt, ohne ausreichende Erholungsphasen. Durch die Arbeit mit Hunderten von Patient:innen und Klient:innen habe ich gesehen, wie ein Ungleichgewicht in diesem Bereich zu chronischen Schmerzen, Erschöpfung und anderen gesundheitlichen Problemen beitragen kann. Oft ist es nicht die Belastung selbst, die zu Problemen führt, sondern das Fehlen einer angemessenen Balance zwischen Belastung und Erholung.

DIE BEDEUTUNG DER ERHOLUNG

Erholung ist der Schlüssel, um das Gleichgewicht wiederherzustellen. Sie umfasst nicht nur ausreichend Schlaf und Ruhephasen, sondern auch Aktivitäten, die Regeneration und Wohlbefinden fördern. Dazu gehören beispielsweise Entspannungstechniken, Mindset-Arbeit und bewusste Ernährung. Eine tiefere Einsicht in diesen Ausgleich bietet die bereits verwendete Metapher des Fasses: Stell dir vor, jede Form der Belastung füllt das Fass deines Lebens ein wenig mehr. Ohne angemessene Erholung besteht die Gefahr, dass es überläuft – ein Zustand, der oft mit Schmerzen oder Krankheit einhergeht. Durch gezielte Erholungsstrategien sorgen wir dafür, dass der Wasserstand im Fass sinkt und somit Platz für neue Herausforderungen und Belastungen entsteht.

UMSETZUNG IM ALLTAG

Die Umsetzung dieses Gleichgewichts im Alltag erfordert Bewusstsein und Engagement. Es beginnt mit der Erkenntnis, dass sowohl Belastung als auch Erholung essenzielle Rollen in unserem Leben spielen. Dies kann bedeuten, das Training zu modifizieren, Pausetage zu ergänzen, Entspannungstechniken zu integrieren oder die Ernährung anzupassen. Das Ziel ist es, eine Harmonie zwischen Belastung und Erholung zu schaffen, die es ermöglicht, langfristig gesund, schmerzfrei und leistungsfähig zu bleiben.

STRESSMANAGEMENT

Wenn du Stress erfährst, reagiert dein Körper darauf, indem er Stresshormone wie Cortisol und Adrenalin ausschüttet. Diese Hormone bereiten deinen Körper auf eine „Kampf-oder-Flucht“-Reaktion vor, was zu einer erhöhten Herzfrequenz, einem erhöhten Blutdruck und einer erhöhten Muskelanspannung und Leistungsfähigkeit führt. Besonders die Muskeln im Rückenbereich können dadurch dauerhaft angespannt werden und ermüden. Ein erhöhter Cortisolspiegel kann zudem das Schmerzempfinden intensivieren und die Heilung von Verletzungen hemmen. Zusätzlich kann Stress auch Entzündungsprozesse im Körper beeinflussen. Bei chronischem Stress wird das Immunsystem aktiviert, was zu einer erhöhten Produktion von Entzündungsmediatoren führt. Diese Entzündungsmediatoren können

Entzündungen und Schmerzen in verschiedenen Körperteilen, einschließlich des Rückens, verursachen oder verschlimmern. Entzündungen können wiederum die Nerven reizen und so zu weiteren Schmerzen führen. Die konstante Präsenz von Stresshormonen und Entzündungsmediatoren im Körper kann somit in anhaltenden oder wiederkehrenden Rückenschmerzen resultieren.[133] Deshalb ist es so wichtig, effektive Stressbewältigungstechniken zu erlernen und anzuwenden. Routinen wie progressive Muskelentspannung, Meditation und Dehnungsübungen können helfen, den Stresspegel zu reduzieren, die Ausschüttung von Stresshormonen zu minimieren und somit Entzündungen und Schmerzen zu lindern.

ENTSPANNUNGSROUTINEN – DEINE MINIPAUSEN FÜR DAS NERVENSYSTEM

Entspannungsroutinen spielen eine entscheidende Rolle für dein Wohlbefinden, besonders in Bezug auf die Regulierung von Cortisol. Cortisol ist an sich nicht schlecht. Es hilft deinem Körper, auf Herausforderungen zu reagieren, indem es Energie bereitstellt und deine Aufmerksamkeit schärft. Doch wenn der Cortisolspiegel dauerhaft hoch bleibt, kann dies zu Problemen wie Schlafstörungen, Gewichtszunahme und einem geschwächten Immunsystem führen. Um diesen negativen Auswirkungen entgegenzuwirken, sind Entspannungsroutinen ein Schlüssel. Eine wirksame Methode, um Cortisol zu regulieren, sind regelmäßige Atemübungen, wie die in Kapitel 5 („Übungsstufe 1: Atemübungen & Massage“) beschriebenen. Dies hilft, den Cortisolspiegel zu senken und ein Gefühl der Ruhe zu fördern.

Auch die isometrischen Spannungsübungen aus Kapitel 5 sind eine hervorragende Technik. Indem du gezielt Muskelgruppen anspannst und wieder entspannst, kannst du den Blutdruck reduzieren, was wiederum dazu beträgt, den Cortisolspiegel zu normalisieren.[134] Meditation und Achtsamkeitsübungen sind ebenfalls sehr effektiv.

Diese Praktiken helfen dir, einen Schritt zurückzutreten und deine Gedanken zu beruhigen, was eine direkte Auswirkung auf die Cortisolproduktion hat. Sie fördern Entspannung und helfen, den Körper aus dem anhaltenden „Alarmzustand" herauszuführen.

SCHLAFHYGIENE

Guter Schlaf ist essenziell für die Regeneration des Körpers. Schlafhygiene umfasst eine Reihe von Praktiken und Gewohnheiten, die dazu beitragen, einen besseren Schlaf zu fördern, z. B. regelmäßige Schlafzeiten, eine angenehme Schlafumgebung und das Vermeiden von Bildschirmen vor dem Schlafengehen. Schlafmangel kann auf vielfältige Weise Entzündungen im Körper fördern, was wiederum zu Rückenschmerzen führen kann. Wenn du nicht ausreichend schläfst, kann das Immunsystem geschwächt werden, und es kann zu einer Überproduktion von entzündungsfördernden Zytokinen kommen, die eine übermäßige Entzündungsreaktion auslösen können. Schließlich kann unzureichender Schlaf die Heilung von Gewebeschäden verzögern und somit den Entzündungsprozess verlängern.[135][136] Auch das Sterblichkeitsrisiko steigt bei schlechter Schlafdauer. Neuere Studien zeigen auf, dass die Beziehung zwischen Schlafdauer und Gesamtmortalitätsrisiko nicht linear ist, sondern eher eine U- oder J-Form annimmt. Das bedeutet, dass sowohl zu kurzer als auch übermäßig langer Schlaf potenziell gesundheitsschädlich sein könnten. Insbesondere wurde herausgefunden, dass bei einer Schlafdauer von über zehn Stunden das Risiko der Gesamtmortalität bei Männern um 34 Prozent und bei Frauen sogar um 48 Prozent im Vergleich zu denen ansteigt, die durchschnittlich sieben Stunden pro Nacht ruhen.[137] Basierend auf umfangreichen Studien wird für Erwachsene eine optimale Schlafdauer von sieben bis neun Stunden pro Nacht empfohlen. Sowohl kürzere als auch längere Schlafzeiten als dieses empfohlene Fenster sind mit einem erhöhten Gesamtmortalitätsrisiko verbunden.[138]

Diese Erkenntnisse unterstreichen die Bedeutung eines ausgewogenen Schlafmusters als Teil eines gesunden Lebensstils.

BEWEGUNGSMANGEL – DAS GIFT DER MODERNEN ZEIT

Es ist absolut alarmierend, dass etwa 30 Prozent aller Erwachsenen über 18 Jahre und über 80 Prozent aller Jugendlichen die internationalen WHO-Richtlinien für körperliche Aktivität nicht erfüllen. Noch bedenklicher ist, dass dein Sterberisiko um 20 bis 30 Prozent erhöht ist, wenn du nicht ausreichend aktiv bist.[139] Eine umfangreiche Metaanalyse von 17 Studien mit fast 227.000 Teilnehmenden hat gezeigt, dass eine Erhöhung deiner täglichen Schritte um nur 1000 mit einer Reduktion der allgemeinen Sterblichkeit um 15 Prozent verbunden ist. Ähnlich kann eine Steigerung um 500 Schritte täglich dein Risiko von Herz-Kreislauf-Erkrankungen um sieben Prozent verringern. Diese Ergebnisse sind besonders aufschlussreich, da sie belegen, dass bereits ab 2500 bis 4000 Schritten pro Tag deutliche gesundheitliche Vorteile erzielt werden können.[140] Einfaches Gehen ist eine der grundlegendsten menschlichen Bewegungen und hat das Potenzial, dein Leben zu verbessern. Es geht dabei nicht nur um die Verringerung von Krankheitsrisiken. Es ist eine Chance, die Lebensqualität insgesamt zu erhöhen. Körperliche Aktivität beeinflusst eine Vielzahl von Erkrankungen positiv, einschließlich chronischer Schmerzen, und fördert die mentale und physische Gesundheit.[141]

Die Frage ist nun: Wie kannst du diese wissenschaftlichen Erkenntnisse nutzen, um mehr Bewegung in deinen Alltag zu integrieren? Im Folgenden findest du praktische, leicht umsetzbare Tipps, die dir helfen, mehr Aktivität in dein Leben zu bringen und so einen entscheidenden Schritt hin zu einem gesünderen und schmerzärmeren Leben zu gehen.

HALTUNGS- UND BEWEGUNGSVIELFALT

Die verschiedenen Gewebe deines Körpers sind weniger an der exakten Position oder Haltung interessiert, in der du arbeitest, als vielmehr daran, wie lange du in dieser Position verharrst und wie oft du deine Haltung wechselst. Je vielfältiger die Haltungen, desto besser für deinen Körper. Du könntest beispielsweise stehende und sitzende Haltungen aus der Sitzroutine des Kapitels 3 „Warum die ‚nächste Haltung' die beste ist – Die dynamische Zukunft der Rückengesundheit" in deinen Arbeitsalltag integrieren. Falls du einen Stehtisch hast, wäre es empfehlenswert, den Großteil des Tages im Stehen zu verbringen, um die Zeit im Sitzen zu minimieren. Dies gilt allerdings unter der Voraussetzung, dass dies keine akuten Rücken- oder Nackenschmerzen verursacht, falls du derzeit darunter leidest. Wenn du in deinem Beruf eher einseitigen oder monotonen Bewegungen ausgesetzt bist, die du während der Arbeitszeit nicht verändern kannst, ist es besonders wichtig, in deinen Arbeitspausen für so viel Bewegungsvielfalt wie möglich zu sorgen. Dies kann durch einfache Aktivitäten wie Dehnübungen, kurze Spaziergänge oder leichte Gymnastik erfolgen, um die einseitige Belastung auszugleichen und deinen Körper insgesamt zu unterstützen. Um die Einseitigkeit deiner täglichen Bewegungen auszugleichen, kannst du beispielsweise die vielfältigen Übungen aus Kapitel 5 „Übungsstufe 2: Leichte dynamische Übungen zur Linderung von Nacken- und Rückenschmerzen" nutzen. Diese Übungen sind nicht nur einfach umzusetzen, sondern auch effektiv, um Verspannungsgefühle zu lösen, beanspruchten Körperregionen etwas Erholung zu geben und mentalen Stress zu reduzieren.

SCHMERZANGEPASSTE BEWEGUNG

Bewegung ist ein Schlüsselelement bei der Behandlung von Rückenschmerzen, und das hat mehrere Gründe. Zum einen ist Bewegung wie ein Tor zu mehr Körpervertrauen, weil du mit ihr lernen kannst, wie belastbar dein Körper wirklich ist. Das kann Hoffnung geben und beruhigen. Zum anderen geht optimal dosierte Bewegung mit einer Vielzahl von gesundheitlichen Effekten einher, die sich indirekt und direkt positiv auf Rückenschmerzen auswirken können. Indem Bewegungen und Training symptomangepasst und basierend auf den individuellen Alltagsbelastungen, Heilungsphasen und Zielen gestaltet werden, kann nicht nur eine Verbesserung der Symptome, sondern eine Steigerung der allgemeinen und lokalen Belastbarkeit und Beweglichkeit erreicht werden.

KÖRPERLICHE AKTIVITÄT

Die neuesten WHO-Richtlinien von 2020 betonen die Wichtigkeit körperlicher Aktivität und bieten konkrete Empfehlungen für ein gesünderes Leben. Sie legen nahe, dass Erwachsene wöchentlich 150 bis 300 Minuten mäßiger Intensität oder 75 bis 150 Minuten intensiver körperlicher Aktivität nachgehen und an mindestens zwei Tagen der Woche ein Ganzkörper-Krafttraining absolvieren sollten.[142] Doch was bedeutet das genau?

Mäßige Intensität: Aktivitäten mit mäßiger Intensität sind solche, bei denen du dich anstrengst, aber noch in der Lage bist, ein Gespräch zu führen. Beispiele hierfür sind schnelles Gehen, leichtes Joggen, Radfahren auf ebenem Gelände oder Tanzen. Diese Aktivitäten erhöhen deine Herzfrequenz und Atemrate, fühlen sich aber nicht zu anstrengend an.

Intensive Aktivität: Bei intensiven Aktivitäten wird deine Atemrate deutlich schneller, und das Sprechen fällt dir schwerer. Beispiele hierfür sind Laufen, Schwimmen, Aerobic oder Radfahren in hügeligem Gelände. Diese Art von Aktivität fordert dein Herz-Kreislauf-System stärker und ist ideal, um deine Fitness zu steigern.

Für Kinder und Jugendliche wird eine tägliche Aktivität von 60 Minuten moderater bis intensiver Intensität empfohlen. Zudem ist es wichtig, regelmäßiges Muskeltraining in die Routine aller Altersgruppen zu integrieren.

TIPPS FÜR DEN ALLTAG ZUR STEIGERUNG DER KÖRPERLICHEN AKTIVITÄT

Treppen statt Aufzug: Nutze jede Gelegenheit, Treppen zu steigen, anstatt den Aufzug oder die Rolltreppe zu nehmen. Dies stärkt nicht nur die Beinmuskulatur, sondern verbessert auch die Herz-Kreislauf-Gesundheit und hat damit auch indirekt positive Effekte auf Schmerzen. Selbst kurze Treppenabschnitte im Alltag können langfristig einen Unterschied machen.

Bewegungspausen am Schreibtisch: Wenn du viel Zeit am Schreibtisch verbringst, lege regelmäßige kurze Pausen ein, um kleine Übungen zu machen und umherzugehen. Dies aktiviert die Muskulatur, fördert die Durchblutung und hilft, Verspannungsgefühlen entgegenzuwirken. Einfache Dehnübungen oder einfache Standübungen wie Kniebeuge oder Ausfallschritte können bereits hilfreich sein.

Parken in der Ferne: Anstatt den nächstgelegenen Parkplatz zu suchen, parke ein Stück weiter entfernt. Der zusätzliche Fußweg zum Büro oder Geschäft ist eine einfache Möglichkeit, mehr Bewegung in den Tag zu integrieren und deine Schritte zu erhöhen.

INTEGRATION VON AKTIVITÄT IN ALLTAGSROUTINEN

Einkaufen und Hausarbeit: Sieh alltägliche Aufgaben wie Einkaufen oder Putzen als Möglichkeit, dich zu bewegen. Das Tragen von Einkaufstaschen stärkt die Armmuskulatur, während Staubsaugen und Wischen die allgemeine Beweglichkeit verbessern können.

Freizeitaktivitäten: Wähle Aktivitäten, die dir Freude bereiten, wie Tanzen, Schwimmen oder Radfahren. Diese Aktivitäten sind nicht nur gut für deine körperliche Gesundheit, sondern bieten auch eine willkommene Abwechslung und Spaß.

TIPPS FÜR UNTERSCHIEDLICHE FITNESSNIVEAUS

Anfänger: Beginne mit einfachen Aktivitäten, die leicht in den Alltag integriert werden können, wie Spaziergänge im Park oder Yogaübungen zu Hause.

Fortgeschrittene: Suche nach Herausforderungen, die deine Fitness weiter steigern, wie Joggen, Radfahren auf anspruchsvolleren Strecken oder Teilnahme an Gruppenfitnesskursen.

ÜBERWINDEN VON HERAUSFORDERUNGEN

Zeitmanagement: Plane feste Zeiten für körperliche Aktivitäten in deinem Kalender ein und mache sie zu wichtigen Terminen.

Motivation: Setze dir realistische, erreichbare Ziele und belohne dich selbst, wenn du sie erreichst. Das kann etwas Einfaches sein, wie ein entspannendes Bad nach einem langen Spaziergang.

Denke daran, dass jeder Schritt zählt und kontinuierliche kleine Veränderungen zu einem gesünderen und aktiveren Lebensstil beitragen und somit auch bedeutenden Einfluss auf Schmerzen nehmen können. Wähle vor allem Aktivitäten, die dir Spaß machen und zu deinem Lebensstil passen, um die besten Ergebnisse zu erzielen.

ERNÄHRUNG

Chronische Entzündungen spielen eine zentrale Rolle bei verschiedenen Schmerzzuständen, darunter spezifische Erkrankungen wie rheumatoide Arthritis sowie allgemeinere Beschwerden wie Rückenschmerzen. Während Entzündungen Teil der natürlichen Immunantwort des Körpers sind, können sie bei chronischer und übermäßiger Ausprägung zu gesundheitlichen Problemen führen.

VERBINDUNG ZWISCHEN ERNÄHRUNG UND ENTZÜNDUNG

Auch die Ernährung beeinflusst, wie schon erwähnt, direkt die entzündlichen Prozesse im Körper. Eine Ernährung, die reich an verarbeiteten Lebensmitteln und Zucker ist und zu einem konstanten Kalorienüberschuss führt, kann pathologische Entzündungsprozesse fördern. Dagegen wirken Ernährungsweisen, die reich an Omega-3-Fettsäuren, Antioxidantien und Ballaststoffen sind, entzündungsregulierend. Beispiele für entzündungsregulierende Lebensmittel sind Oliven, Leinsamen, Blaubeeren, grünes Blattgemüse und Vollkornprodukte.[143][144]

Diätformen wie mediterrane, vegetarische und vegane Ernährung führen zu einer signifikanten Schmerzreduktion bei rheumatoider Arthritis.[145] Diese Erkenntnisse sind auch für Rückenschmerzen relevant. Rückenschmerzen können vielfältige Ursachen haben, aber die Rolle der Entzündung ist nicht zu unterschätzen. Eine Ernährung, die reich an entzündungsregulierenden Lebensmitteln ist, kann die Entzündungsreaktionen im Körper positiv beeinflussen und somit zur Reduktion von Rückenschmerzen beitragen.[146] Die Auswirkung einer Ernährungsumstellung kann jedoch individuell unterschiedlich sein. Eine ausgewogene Ernährung sollte als ein Puzzleteil eines umfassenden Ansatzes zur Schmerzbehandlung betrachtet werden.[147]

PRAKTISCHE ERNÄHRUNGSTIPPS

Die Umstellung deiner Ernährung kann ein wirksames Puzzleteil sein, um Entzündungen zu regulieren und Rückenschmerzen zu lindern. Hier sind einige konkrete Schritte, die du in deinen Alltag integrieren kannst.

GRUNDLEGENDE ERNÄHRUNGSUMSTELLUNG

Mediterrane Diät: Diese Ernährungsform ist reich an Nährstoffen, die Entzündungen bekämpfen. Integriere Olivenöl als Hauptfettquelle in deine Küche. Es ist reich an einfach ungesättigten Fettsäuren und Antioxidantien. Fisch, besonders Arten wie Lachs und Makrele, sind reich an Omega-3-Fettsäuren. Diese Fettsäuren sind bekannt für ihre entzündungshemmenden Eigenschaften. Da dabei die Schwermetallbelastung zunehmend steigt, kann dies bei dem empfohlenen zwei- bis dreimaligen Verzehr pro Woche mehr Nachteile für die Gesundheit haben.[148] Wenn du diese Gesundheitsrisiken umgehen willst, aber trotzdem deinen Omega-3-Bedarf decken möchtest, ist eine Supplementierung von Omega-3-Fettsäuren über Nahrungsergänzungsmittel eine sinnvolle Option. Konsumiere Vollkornprodukte anstelle von raffinierten Getreiden, um von den vollen Nährstoffen und Ballaststoffen zu profitieren. Integriere Hülsenfrüchte wie Linsen und Bohnen, die eine gute Protein- und Ballaststoffquelle sind. Nüsse, insbesondere Walnüsse, sind ebenfalls reich an Omega-3-Fettsäuren.[149] Ein hoher Verzehr von frischem Obst und Gemüse versorgt deinen Körper mit essenziellen Vitaminen, Mineralstoffen und Antioxidantien. Hier sind mindestens 400 Gramm von jeweils frischem Obst und Gemüse empfehlenswert, was in etwa fünf Portionen à 80 Gramm entspricht.[150]

Eine tägliche Vielfalt an farbenfrohem Obst und Gemüse liefert eine breite Palette von Antioxidantien, die freie Radikale bekämpfen und Entzündungen entgegenwirken. Beeren, dunkelgrünes Blattgemüse und Zitrusfrüchte sind besonders empfehlenswert.

TIPPS FÜR DEN ALLTAG

Nährstoffreiche Snacks: Wähle Obst, Gemüsestreifen oder Nüsse anstelle von zuckerhaltigen oder verarbeiteten Snacks. Diese bieten nützliche Nährstoffe und helfen, Heißhungerattacken zu vermeiden.

Vollwertige Mahlzeiten: Ersetze verarbeitete Lebensmittel durch vollwertige, unverarbeitete Optionen. Vollwertige Lebensmittel enthalten mehr Nährstoffe.

Wasser trinken: Eine gute Hydratation ist wichtig für die Entzündungshemmung und allgemeine Gesundheit. Trinke regelmäßig drei bis vier Liter Wasser über den Tag verteilt.

GEWICHTSMANAGEMENT

Körpergewicht reduzieren: Überschüssiges Fettgewebe ist ein entzündungsförderndes Organ und kann somit zu einem erhöhten Schmerzniveau beitragen.[151][152] Eine gesunde, ausgewogene Ernährung kombiniert mit regelmäßiger Bewegung und einem Kaloriendefizit kann beim Abnehmen helfen. Da die Reduktion von Körperfett oft eine individuelle Herangehensweise erfordert, bietet es sich an, sich bei diesem Prozess von entsprechenden Fachkräften für Ernährung begleiten zu lassen.

Die Einbindung einer entzündungsregulierenden Ernährung in deinen Alltag kann eine effektive Methode sein, um Schmerzen zu lindern und deine allgemeine Gesundheit zu verbessern. Während kein einzelnes Lebensmittel oder Nahrungsergänzungsmittel ein „Wundermittel" gegen Schmerzen ist, kann die Kombination von bestimmten Lebensmitteln einen bedeutenden Beitrag leisten. Eine gesunde Ernährung ist kein Ersatz für professionelle medizinische Beratung oder Behandlung, sondern eine Ergänzung zu einem umfassenden Gesundheits- und Schmerzmanagementplan.

SCHLUSSWORT – ODER: DEINE DIAGNOSE IST NICHT DEIN SCHICKSAL

Während wir dieses Kapitel und damit unser Buch *Die Rückenlüge* schließen, möchte ich dir eine letzte, aber entscheidende Botschaft mit auf den Weg geben: Die Diagnose deiner Rücken- oder Nackenschmerzen definiert nicht deine Zukunft. Wir haben auf den hinter uns liegenden Seiten die verbreiteten Mythen entlarvt, die Rückenschmerzen traditionell begleiten, und ich habe dir Wissen und Werkzeuge an die Hand gegeben, die nicht nur dein Verständnis für den Schmerz vertiefen, sondern dir auch ermöglichen werden, ihn proaktiv zu bekämpfen. Durch die Übungen, die Erfahrungsberichte und die Einblicke in wissenschaftliche Erkenntnisse solltest du nun erkennen, dass Schmerz nicht dein ständiger Begleiter sein muss. Unsere Körper sind erstaunlich anpassungsfähig, und mit der richtigen Herangehensweise und Einstellung kannst auch du positive Veränderungen erleben. Ich bin fest davon überzeugt, und das legen auch wissenschaftliche Daten dar, dass die Welt der Schmerzen am Bewegungsapparat eine bessere wäre, wenn folgende Punkte in der klinischen Praxis mehr in den Fokus rücken würden:

1. BERUHIGUNG UND ERMUTIGUNG

Zuversicht und Mut können echte Gamechanger sein, wenn es darum geht, besser mit deinen Rückenschmerzen umgehen zu können. Ein positives Mindset kann den Heilungsprozess deutlich unterstützen. Eine Studie von Eklund et al. (2019) hat gezeigt, dass Menschen, die mit einer positiven Erwartungshaltung bezüglich des Verlaufs ihrer Rückenschmerzen in eine Behandlung gehen, eine um 58 Prozent höhere Wahrscheinlichkeit haben, eine Verbesserung zu erleben. Das bedeutet, wenn du wirklich daran glaubst, dass eine spezifische Strategie erfolgreich sein wird, kann diese positive Erwartungshaltung tatsächlich dazu beitragen, dass die Behandlung wirkt. Dieser Effekt wurde sowohl bei akuten als auch bei chronischen Rückenschmerzen beobachtet.

Die Erkenntnisse stützen das biopsychosoziale Modell, welches physische/biologische und psychosoziale Faktoren miteinander verbindet und aufzeigt, wie Erwartungen und Einstellungen den Verlauf und die Verringerung von Symptomen beeinflussen können. Wenn du also eine positive und zuversichtliche Einstellung hast, kann dies dazu beitragen, deine Symptome zu lindern und deine Lebensqualität zu verbessern. Es ist aber nicht nur die Zuversicht bezüglich der Behandlung, die zählt, sondern auch der Mut und das Vertrauen in die eigene Fähigkeit, mit den Schmerzen umzugehen und aktiv am Heilungsprozess teilzunehmen. Menschen, die optimistisch sind und positive Erwartungen haben, erleben oft bessere Behandlungsergebnisse, kehren früher wieder in den Job zurück und haben weniger Arbeitsausfälle.[153] [154]

2. SELBSTWIRKSAMKEIT

Selbstwirksamkeit bezieht sich auf das Vertrauen einer Person in ihre Fähigkeit, bestimmte Handlungen auszuführen, um spezifische Ziele zu erreichen. In Bezug auf Rückenschmerzen kann dies bedeuten, dass du lernst, wie du deinen Schmerz selbst managen kannst, z.B. durch ausreichend Schlaf, Entspannungstechniken oder das Erlernen eines Eigenübungsprogrammes. Dadurch kannst du nicht nur deine Lebensqualität verbessern, sondern auch die Abhängigkeit von medizinischen Dienstleistungen und Medikamenten verringern.

Die Anwendung von Selbstmanagement-Strategien erlaubt es dir, deine täglichen Aktivitäten und Herausforderungen besser zu bewältigen und ein unabhängigeres Leben zu führen. Dies kann wiederum dazu führen, dass du seltener ärztliche Hilfe in Anspruch nehmen musst und weniger Medikamente benötigst, was sowohl das

Gesundheitssystem als auch deinen Geldbeutel entlastet. Ein weiterer Vorteil der Selbstwirksamkeit liegt in der Prävention. Sie kann dazu beitragen, dass Rückenschmerzen nicht chronisch werden. Chronische Schmerzen sind oft schwer zu behandeln und können zu langfristigen Gesundheitsproblemen und erhöhten Kosten im Gesundheitssystem führen. Durch effektive Selbstmanagement-Strategien kannst du das Risiko solcher Entwicklungen minimieren. Durch die Stärkung der Selbstwirksamkeit wird zudem die Motivation gefördert, gesundheitsbewusste Verhaltensweisen wie regelmäßige Bewegung, ausgewogene Ernährung und effektives Stressmanagement zu adoptieren. Diese können das Risiko von Rückenschmerzen und anderen Gesundheitsproblemen minimieren. Auf psychologischer Ebene kann ein erhöhtes Maß an Selbstwirksamkeit das Selbstwertgefühl stärken und dazu beitragen, Angst und Depression zu reduzieren, die oft mit chronischen Schmerzen einhergehen.

3. AUFKLÄRUNG UND BILDUNG

Wissen ist Macht. Wenn du verstehst, was in deinem Körper vor sich geht, kannst du besser mit deinen Schmerzen umgehen. Aufklärung über Stressmanagement, Schlafhygiene und gesunde Ernährung sind essenziell, um den Heilungsprozess zu unterstützen und Rückenschmerzen vorzubeugen. Zu lernen, wie Schmerz genau funktioniert und welche Systeme und Mechanismen Einfluss auf diese Erfahrung nehmen können, fördert die Selbstwirksamkeit.

4. EINE:N GUTE:N PHYSIOTHERAPEUT:IN ERKENNEN

Wenn du zur Physiotherapie gehst und dir nicht sicher bist, ob es nun ein:e gute:r Therapeut:in ist, gibt es hier einige Aspekte, auf die du achten solltest:

Echtes Zuhören

Wie aufmerksam hört der/die Physiotherapeut:in dir zu? Kommst du zu Wort oder wirst du alle paar Sekunden unterbrochen? Es geht darum, dass deine Sorgen, Schmerzen und Ziele ernst genommen und verstanden werden. Fühlst du dich gehört und deine Probleme anerkannt? Das ist ein erstes wichtiges Zeichen für eine:n gute:n Therapeut:in.

Vorsichtiger Umgang mit deinen Überzeugungen

Jede:r von uns hat Vorstellungen über die eigenen Körper und Gesundheit. Ein:e kompetente:r Physiotherapeut:in erkennt deine Überzeugungen an und arbeitet behutsam mit dir daran, wenn nötig. Er/sie sollte dir neue Perspektiven bieten, ohne dich zu überwältigen oder mit neuen Informationen zu überfluten.

Vertrauen in deinen Körper stärken

Dein:e Physiotherapeut:in sollte dir helfen, Vertrauen in deinen Körper zu gewinnen, und nicht noch mehr unnötige Sorgen in dir wecken, dass mit deinem Körper etwas nicht stimmt. Egal, ob durch Krafttraining, Yoga oder andere Methoden – wichtig ist, dass du dich dabei wohl- und sicher fühlst. Deine Präferenzen und Ziele sollten dabei stets im Vordergrund stehen.

Indem du auf diese Schlüsselaspekte achtest, kannst du jemanden finden, der/die nicht nur fachlich versiert ist, sondern auch eine unterstützende und vertrauensvolle Beziehung zu dir aufbaut.

JEDER KLEINE SCHRITT ZÄHLT!

Bevor wir uns voneinander verabschieden, möchte ich dich ermutigen, die in diesem Buch vorgestellten Übungen regelmäßig in deinen Alltag zu integrieren. Beginne vielleicht mit einem Schmerztagebuch, in dem du deine Fortschritte, Herausforderungen und Erkenntnisse festhältst. Dies wird dir nicht nur helfen, deinen Weg zur Besserung nachzuvollziehen, sondern auch eine Quelle der Inspiration und Motivation sein.

Denke immer daran: Deine Diagnose definiert nicht dein Schicksal. Dein Rücken ist belastbar und anpassungsfähig, und mit Geduld, Verständnis und dem richtigen Ansatz kannst du einen Weg zu einem schmerzärmeren und erfüllteren Leben finden. Ich wünsche dir auf diesem Weg alles Gute, und bleibe stets ein optimistischer Begleiter an deiner Seite.

ANHANG: ENDNOTEN UND QUELLEN

1 Webster, B. S., Bauer, A. Z., Choi, Y., Cifuentes, M. & Pransky, G. S. (2013). Latrogenic consequences of early magnetic resonance imaging in acute, work-related, disabling low back pain. *Spine, 38*(22), 1939–1946. https://doi.org/10.1097/BRS.0b013e3182a42eb6 (Letztes Zugriffsdatum: 13.01.2024)

2 Shraim, B. A., Shraim, M. A., Ibrahim, A. R., Elgamal, M. E., Al-Omari, B. & Shraim, M. (2021). The association between early MRI and length of disability in acute lower back pain: a systematic review and narrative synthesis. *BMC musculoskeletal disorders, 22*(1), 983. https://doi.org/10.1186/s12891-021-04863-9 (Letztes Zugriffsdatum: 13.01.2024)

3 Lewis, J. S., Cook, C. E., Hoffmann, T. C. & O'Sullivan, P. (2020). The Elephant in the Room: Too Much Medicine in Musculoskeletal Practice. *The Journal of Orthopaedic and Sports Physical Therapy, 50*(1), 1–4. https://doi.org/10.2519/jospt.2020.0601 (Letztes Zugriffsdatum: 13.01.2024)

4 Ritter, A., Franz, M., Miltner, W. H. R. & Weiss, T. (2019). How words impact on pain. *Brain and Behavior, 9*(9), e01377. https://doi.org/10.1002/brb3.1377 (Letztes Zugriffsdatum: 13.01.2024)

5 O'Sullivan, P., Caneiro, J. P., O'Keeffe, M. & O'Sullivan, K. (2016). Unraveling the Complexity of Low Back Pain. *The Journal of Orthopaedic and Sports Physical Therapy, 46*(11), 932–937. https://doi.org/10.2519/jospt.2016.0609 (Letztes Zugriffsdatum: 13.01.2024)

6 Lederman, E. (2011). The fall of the postural-structural-biomechanical model in manual and physical therapies: exemplified by lower back pain. *Journal of Bodywork and Movement Therapies, 15*(2), 131–138. https://doi.org/10.1016/j.jbmt.2011.01.011 (Letztes Zugriffsdatum: 13.01.2024)

7 Sher, J. S., Uribe, J. W., Posada, A., Murphy, B. J. & Zlatkin, M. B. (1995). Abnormal findings on magnetic resonance images of asymptomatic shoulders. *The Journal of Bone and Joint Surgery. American Volume, 77*(1), 10–15. https://doi.org/10.2106/00004623-199501000-00002 (Letztes Zugriffsdatum: 13.01.2024)

8 Brinjikji, W., Luetmer, P. H., Comstock, B., Bresnahan, B. W., Chen, L. E., Deyo, R. A., Halabi, S., Turner, J. A., Avins, A. L., James, K., Wald, J. T., Kallmes, D. F. & Jarvik, J. G. (2015). Systematic literature review of imaging features of spinal degeneration in asymptomatic populations. *AJNR. American Journal of Neuroradiology, 36*(4), 811–816. https://doi.org/10.3174/ajnr.A4173 (Letztes Zugriffsdatum: 13.01.2024)

9 Girish, G., Lobo, L. G., Jacobson, J. A., Morag, Y., Miller, B. & Jamadar, D. A. (2011). Ultrasound of the shoulder: asymptomatic findings in men. *AJR. American Journal of Roentgenology, 197*(4), W713–W719. https://doi.org/10.2214/AJR.11.6971 (Letztes Zugriffsdatum: 13.01.2024)

10 Rohlmann, A., Pohl, D., Bender, A., Graichen, F., Dymke, J., Schmidt, H. & Bergmann, G. (2014). Activities of everyday life with high spinal loads. *PloS one, 9*(5), e98510. https://doi.org/10.1371/journal.pone.0098510 (Letztes Zugriffsdatum: 13.01.2024)

11 Swain, C. T. V., Pan, F., Owen, P. J., Schmidt, H. & Belavy, D. L. (2020). No consensus on causality of spine postures or physical exposure and low back pain: A systematic review of systematic reviews. *Journal of Biomechanics, 102*, 109312. https://doi.org/10.1016/j.jbiomech.2019.08.006 (Letztes Zugriffsdatum: 13.01.2024)

12 Fournier, D. E., Kiser, P. K., Shoemaker, J. K., Battié, M. C. & Séguin, C. A. (2020). Vascularization of the human intervertebral disc: A scoping review. *JOR spine, 3*(4), e1123. https://doi.org/10.1002/jsp2.1123 (Letztes Zugriffsdatum: 13.01.2024)

13 Belavý, D. L., Quittner, M. J., Ridgers, N., Ling, Y., Connell, D. & Rantalainen, T. (2017). Running exercise strengthens the intervertebral disc. *Scientific Reports, 7,* 45975. https://doi.org/10.1038/srep45975 (Letztes Zugriffsdatum: 13.01.2024)

14 Belavy, D. L., Quittner, M., Ridgers, N. D., Ling, Y., Connell, D., Trudel, G. & Rantalainen, T. (2019). Beneficial Intervertebral Disc and Muscle Adaptations in High-Volume Road Cyclists. *Medicine and Science in Sports and Exercise, 51*(1), 211–217. https://doi.org/10.1249/MSS.0000000000001770 (Letztes Zugriffsdatum: 13.01.2024)

15 Hoffeld, K., Lenz, M., Egenolf, P., Weber, M., Heck, V., Eysel, P. & Scheyerer, M. J. (2023). Patient-related risk factors and lifestyle factors for lumbar degenerative disc disease: a systematic review. *Neuro-Chirurgie, 69*(5), 101482. https://doi.org/10.1016/j.neuchi.2023.101482 (Letztes Zugriffsdatum: 13.01.2024)

16 Cholewicki, J. & McGill, S. M. (1996). Mechanical stability of the in vivo lumbar spine: implications for injury and chronic low back pain. *Clinical Biomechanics (Bristol, Avon), 11*(1), 1–15. https://doi.org/10.1016/0268-0033(95)00035-6 (Letztes Zugriffsdatum: 13.01.2024)

17 Chaudhry, H., Schleip, R., Ji, Z., Bukiet, B., Maney, M. & Findley, T. (2008). Three-dimensional mathematical model for deformation of human fasciae in manual therapy. *The Journal of the American Osteopathic Association, 108*(8), 379–390. https://doi.org/10.7556/jaoa.2008.108.8.379 (Letztes Zugriffsdatum: 13.01.2024)

18 Raja, S. N., Carr, D. B., Cohen, M., Finnerup, N. B., Flor, H., Gibson, S., Keefe, F. J., Mogil, J. S., Ringkamp, M., Sluka, K. A., Song, X. J., Stevens, B., Sullivan, M. D., Tutelman, P. R., Ushida, T. & Vader, K. (2020). The revised International Association for the Study of Pain definition of pain: concepts, challenges, and compromises. *Pain, 161*(9), 1976–1982. https://doi.org/10.1097/j.pain.0000000000001939 (Letztes Zugriffsdatum: 13.01.2024)

19 Ramne, Malin & Elam, Mikael & Loken, Line & Ortiz-Catalan, Max. (2023). Neurophysiology of pain for non-neurophysiologists: a systematic review. 10.21203/rs.3.rs-2942949/v1. https://www.researchgate.net/publication/370911487_Neurophysiology_of_pain_for_non-neurophysiologists_a_systematic_review (Letztes Zugriffsdatum: 13.01.2024)

20 Karayannis, N. V., Baumann, I., Sturgeon, J. A., Melloh, M. & Mackey, S. C. (2019). The Impact of Social Isolation on Pain Interference: A Longitudinal Study. *Annals of Behavioral Medicine: A Publication of the Society of Behavioral Medicine, 53*(1), 65–74. https://doi.org/10.1093/abm/kay017 (Letztes Zugriffsdatum: 13.01.2024)

21 Cohen, M., Weisman, A. & Quintner, J. (2022). Pain is Not a "thing": How That Error Affects Language and Logic in Pain Medicine. *The Journal of Pain, 23*(8), 1283–1293. https://doi.org/10.1016/j.jpain.2022.03.235 (Letztes Zugriffsdatum: 13.01.2024)

22 Finnerup, N. B., Kuner, R. & Jensen, T. S. (2021). Neuropathic Pain: From Mechanisms to Treatment. *Physiological Reviews, 101*(1), 259–301. https://doi.org/10.1152/physrev.00045.2019 (Letztes Zugriffsdatum: 13.01.2024)

23 Kuffler, D. P. (2018). Coping with Phantom Limb Pain. *Molecular Neurobiology, 55*(1), 70–84. https://doi.org/10.1007/s12035-017-0718-9 (Letztes Zugriffsdatum: 13.01.2024)

24 Cohen, M., Quintner, J. & Weisman, A. (2023). "Nociplastic Pain": A Challenge to Nosology and to Nociception. *The Journal of Pain, 24*(12), 2131–2139. https://doi.org/10.1016/j.jpain.2023.07.019 (Letztes Zugriffsdatum: 13.01.2024)

25 Nijs, J., Malfliet, A. & Nishigami, T. (2023). Nociplastic pain and central sensitization in patients with chronic pain conditions: a terminology update for clinicians. *Brazilian Journal of Physical Therapy, 27*(3), 100518. https://doi.org/10.1016/j.bjpt.2023.100518 (Letztes Zugriffsdatum: 13.01.2024)

26 Bułdyś, K., Górnicki, T., Kałka, D., Szuster, E., Biernikiewicz, M., Markuszewski, L. & Sobieszczańska, M. (2023). What Do We Know about Nociplastic Pain? *Healthcare (Basel, Switzerland), 11*(12), 1794. https://doi.org/10.3390/healthcare11121794 (Letztes Zugriffsdatum: 13.01.2024)

27 Kim, H., Clark, D. & Dionne, R. A. (2009). Genetic contributions to clinical pain and analgesia: avoiding pitfalls in genetic research. *The Journal of Pain, 10*(7), 663–693. https://doi.org/10.1016/j.jpain.2009.04.001 (Letztes Zugriffsdatum: 13.01.2024)

28 Nirvanie-Persaud, L. & Millis, R. M. (2022). Epigenetics and Pain: New Insights to an Old Problem. *Cureus, 14*(9), e29353. https://doi.org/10.7759/cureus.29353 (Letztes Zugriffsdatum: 13.01.2024)

29 Mauceri D. (2022). Role of Epigenetic Mechanisms in Chronic Pain. *Cells, 11*(16), 2613. https://doi.org/10.3390/cells11162613 (Letztes Zugriffsdatum: 13.01.2024)

30 Jiang, W., Zhang, L. X., Tan, X. Y., Yu, P. & Dong, M. (2023). Inflammation and histone modification in chronic pain. *Frontiers in Immunology, 13,* 1087648. https://doi.org/10.3389/fimmu.2022.1087648 (Letztes Zugriffsdatum: 13.01.2024)

31 Chidambaran, V., Gang, Y., Pilipenko, V., Ashton, M. & Ding, L. (2020). Systematic Review and Meta-Analysis of Genetic Risk of Developing Chronic Postsurgical Pain. *The Journal of Pain, 21*(1-2), 2–24. https://doi.org/10.1016/j.jpain.2019.05.008 (Letztes Zugriffsdatum: 13.01.2024)

32 Weisman, A., Yona, T., Gottlieb, U. & Masharawi, Y. (2022). Attitudinal responses to current concepts and opinions from pain neuroscience education on social media. *Musculoskeletal Science & Practice, 59,* 102551. https://doi.org/10.1016/j.msksp.2022.102551 (Letztes Zugriffsdatum: 13.01.2024)

33 Wu, B., Zhou, L., Chen, C., Wang, J., Hu, L. I. & Wang, X. (2022). Effects of Exercise-induced Hypoalgesia and Its Neural Mechanisms. *Medicine and Science in Sports and Exercise, 54*(2), 220–231. https://doi.org/10.1249/MSS.0000000000002781 (Letztes Zugriffsdatum: 13.01.2024)

34 Wun, A., Kollias, P., Jeong, H., Rizzo, R. R., Cashin, A. G., Bagg, M. K., McAuley, J. H. & Jones, M. D. (2021). Why is exercise prescribed for people with chronic low back pain? A review of the mechanisms of benefit proposed by clinical trialists. *Musculoskeletal Science & Practice, 51,* 102307. https://doi.org/10.1016/j.msksp.2020.102307 (Letztes Zugriffsdatum: 13.01.2024)

35 Desai, S., Borg, B., Cuttler, C., Crombie, K. M., Rabinak, C. A., Hill, M. N. & Marusak, H. A. (2022). A Systematic Review and Meta-Analysis on the Effects of Exercise on the Endocannabinoid System. *Cannabis and Cannabinoid Research, 7*(4), 388–408. https://doi.org/10.1089/can.2021.0113 (Letztes Zugriffsdatum: 13.01.2024)

36 Brito, R. G., Rasmussen, L. A. & Sluka, K. A. (2017). Regular physical activity prevents development of chronic muscle pain through modulation of supraspinal opioid and serotonergic mechanisms. *Pain Reports, 2*(5), e618. https://doi.org/10.1097/PR9.0000000000000618 (Letztes Zugriffsdatum: 13.01.2024)

37 Sluka, K. A., Frey-Law, L. & Hoeger Bement, M. (2018). Exercise-induced pain and analgesia? Underlying mechanisms and clinical translation. *Pain, 159 Suppl 1*(Suppl 1), S91–S97. https://doi.org/10.1097/j.pain.0000000000001235 (Letztes Zugriffsdatum: 13.01.2024)

38 Rice, D., Nijs, J., Kosek, E., Wideman, T., Hasenbring, M. I., Koltyn, K., Graven-Nielsen, T. & Polli, A. (2019). Exercise-Induced Hypoalgesia in Pain-Free and Chronic Pain Populations: State of the Art and Future Directions. *The Journal of Pain, 20*(11), 1249–1266. https://doi.org/10.1016/j.jpain.2019.03.005 (Letztes Zugriffsdatum: 13.01.2024)

39 Suri, P., Elgaeva, E. E., Williams, F. M. K., Freidin, M. B., Zaytseva, O. O., Aulchenko, Y. S. & Tsepilov, Y. A. (2023). Evidence of causal effects of blood pressure on back pain and back pain on type II diabetes provided by a bidirectional Mendelian randomization study. *The Spine Journal: Official Journal of the North American Spine Society, 23*(8), 1161–1171. https://doi.org/10.1016/j.spinee.2023.04.001 (Letztes Zugriffsdatum: 13.01.2024)

40 https://www.iasp-pain.org/publications/iasp-news/iasp-announces-revised-definition-of-pain/ (Letztes Zugriffsdatum: 13.01.2024)

41 https://www.who.int/news-room/fact-sheets/detail/low-back-pain (Letztes Zugriffsdatum: 13.01.2024)

42 Fatoye, F., Gebrye, T. & Odeyemi, I. (2019). Real-world incidence and prevalence of low back pain using routinely collected data. *Rheumatology International, 39*(4), 619–626. https://doi.org/10.1007/s00296-019-04273-0 (Letztes Zugriffsdatum: 13.01.2024)

43 GBD 2021 Low Back Pain Collaborators (2023). Global, regional, and national burden of low back pain, 1990-2020, its attributable risk factors, and projections to 2050: a systematic analysis of the Global Burden of Disease Study 2021. *The Lancet. Rheumatology, 5*(6), e316–e329. https://doi.org/10.1016/S2665-9913(23)00098-X (Letztes Zugriffsdatum: 13.01.2024)

44 Suri, P., Elgaeva, E. E., Williams, F. M. K., Freidin, M. B., Zaytseva, O. O., Aulchenko, Y. S. & Tsepilov, Y. A. (2023). Evidence of causal effects of blood pressure on back pain and back pain on type II diabetes provided by a bidirectional Mendelian randomization study. *The Spine Journal: Official Journal of the North American Spine Society, 23*(8), 1161–1171. https://doi.org/10.1016/j.spinee.2023.04.001 (Letztes Zugriffsdatum: 13.01.2024)

45 da C Menezes Costa, L., Maher, C. G., Hancock, M. J., McAuley, J. H., Herbert, R. D. & Costa, L. O. (2012). The prognosis of acute and persistent low-back pain: a meta-analysis. *CMAJ : Canadian Medical Association Journal = journal de l'Association medicale canadienne, 184*(11), E613–E624. https://doi.org/10.1503/cmaj.111271 (Letztes Zugriffsdatum: 13.01.2024)

46 Gibson, J. N. & Waddell, G. (2007). Surgical interventions for lumbar disc prolapse: updated Cochrane Review. *Spine, 32*(16), 1735–1747. https://doi.org/10.1097/BRS.0b013e3180bc2431 (Letztes Zugriffsdatum: 13.01.2024)

47 Brinjikji, W., Luetmer, P. H., Comstock, B., Bresnahan, B. W., Chen, L. E., Deyo, R. A., Halabi, S., Turner, J. A., Avins, A. L., James, K., Wald, J. T., Kallmes, D. F. & Jarvik, J. G. (2015). Systematic literature review of imaging features of spinal degeneration in asymptomatic populations. *AJNR. American Journal of Neuroradiology, 36*(4), 811–816. https://doi.org/10.3174/ajnr.A4173 (Letztes Zugriffsdatum: 13.01.2024)

48 Brinjikji, W., Diehn, F. E., Jarvik, J. G., Carr, C. M., Kallmes, D. F., Murad, M. H. & Luetmer, P. H. (2015). MRI Findings of Disc Degeneration are More Prevalent in Adults with Low Back Pain than in Asymptomatic Controls: A Systematic Review and Meta-Analysis. *AJNR. American Journal of Neuroradiology, 36*(12), 2394–2399. https://doi.org/10.3174/ajnr.A4498 (Letztes Zugriffsdatum: 13.01.2024)

49 Schoenfeld, A. J. & Weiner, B. K. (2010). Treatment of lumbar disc herniation: Evidence-based practice. *International Journal of General Medicine, 3,* 209–214. https://doi.org/10.2147/ijgm.s12270 (Letztes Zugriffsdatum: 13.01.2024)

50 Die Daten und Wahrscheinlichkeiten aller genannten Bandscheibenvorfälle stammen aus folgenden beiden Quellen: Rashed, S., Vassiliou, A., Starup-Hansen, J. & Tsang, K. (2023). Systematic review and meta-analysis of predictive factors for spontaneous regression in lumbar disc herniation. *Journal of Neurosurgery. Spine, 39*(4), 471–478. https://doi.org/10.3171/2023.6.SPINE23367 (Letztes Zugriffsdatum: 13.01.2024)

51 Yu, P., Mao, F., Chen, J., Ma, X., Dai, Y., Liu, G., Dai, F, & Liu, J. (2022). Characteristics and mechanisms of resorption in lumbar disc herniation. *Arthritis Research & Therapy, 24*(1), 205. https://doi.org/10.1186/s13075-022-02894-8 (Letztes Zugriffsdatum: 13.01.2024)

52 Dunsmuir, R. A., Nisar, S., Cruickshank, J. A. & Loughenbury, P. R. (2022). No correlation identified between the proportional size of a prolapsed intravertebral disc with disability or leg pain. *The Bone & Joint Journal, 104-B*(6), 715–720. https://doi.org/10.1302/0301-620X.104B6.BJJ-2021-1725.R2 (Letztes Zugriffsdatum: 13.01.2024)

53 https://www.awmf.org/service/awmf-aktuell/nationale-versorgungsleitlinie-kreuzschmerz (Letztes Zugriffsdatum: 13.01.2024)

54 Hall, A. M., Aubrey-Bassler, K., Thorne, B. & Maher, C. G. (2021). Do not routinely offer imaging for uncomplicated low back pain. *BMJ (Clinical Research ed.), 372,* n291. https://doi.org/10.1136/bmj.n291 (Letztes Zugriffsdatum: 13.01.2024)

55 Amin, R. M., Andrade, N. S. & Neuman, B. J. (2017). Lumbar Disc Herniation. *Current Reviews in Musculoskeletal Medicine, 10*(4), 507–516. https://doi.org/10.1007/s12178-017-9441-4 (Letztes Zugriffsdatum: 13.01.2024)

56 Gugliotta, M., da Costa, B. R., Dabis, E., Theiler, R., Jüni, P., Reichenbach, S., Landolt, H. & Hasler, P. (2016). Surgical versus conservative treatment for lumbar disc herniation: a prospective cohort study. *BMJOopen, 6*(12), e012938. https://doi.org/10.1136/bmjopen-2016-012938 (Letztes Zugriffsdatum: 13.01.2024)

57 Elliott, J. M., Fleming, H. & Tucker, K. (2010). Asymptomatic spondylolisthesis and pregnancy. *The Journal of Orthopaedic and Sports Physical Therapy, 40*(5), 324. https://doi.org/10.2519/jospt.2010.0407 (Letztes Zugriffsdatum: 13.01.2024)

58 Fuchs, J., Juhnert, R., Scheidt-Nave, C. (2017). 12-month prevalence of osteoarthritis in Germany. *Journal of Health Monitoring 2(3):51–56* DOI 10.17886/RKI-GBE-2017-066. https://www.rki.de/EN/Content/Health_Monitoring/Health_Reporting/GBEDownloadsJ/FactSheets_en/JoHM_03_2017_Prevalence_osteoarthritis.pdf?__blob=publicationFile (Letztes Zugriffsdatum: 13.01.2024)

59 https://www.who.int/news-room/fact-sheets/detail/osteoarthritis (Letztes Zugriffsdatum: 13.01.2024)

60 Culvenor, A. G., Øiestad, B. E., Hart, H. F., Stefanik, J. J., Guermazi, A. & Crossley, K. M. (2019). Prevalence of knee osteoarthritis features on magnetic resonance imaging in asymptomatic uninjured adults: a systematic review and meta-analysis. *British Journal of Sports Medicine, 53*(20), 1268–1278. https://doi.org/10.1136/bjsports-2018-099257 (Letztes Zugriffsdatum: 13.01.2024)

61 Turner, M. N., Hernandez, D. O., Cade, W., Emerson, C. P., Reynolds, J. M. & Best, T. M. (2020). The Role of Resistance Training Dosing on Pain and Physical Function in Individuals With Knee Osteoarthritis: A Systematic Review. *Sports Health, 12*(2), 200–206. https://doi.org/10.1177/1941738119887183 (Letztes Zugriffsdatum: 13.01.2024)

62 Zöllner, A. M., Pok, J. M., McWalter, E. J., Gold, G. E. & Kuhl, E. (2015). On high heels and short muscles: a multiscale model for sarcomere loss in the gastrocnemius muscle. *Journal of Theoretical Biology, 365,* 301–310. https://doi.org/10.1016/j.jtbi.2014.10.036 (Letztes Zugriffsdatum: 13.01.2024)

63 Nedunchezhiyan, U., Varughese, I., Sun, A. R., Wu, X., Crawford, R. & Prasadam, I. (2022). Obesity, Inflammation, and Immune System in Osteoarthritis. *Frontiers in Immunology, 13,* 907750. https://doi.org/10.3389/fimmu.2022.907750 (Letztes Zugriffsdatum: 13.01.2024)

64 Vincent, K. R. & Vincent, H. K. (2012). Resistance exercise for knee osteoarthritis. *PM & R : the Journal of Injury, Function, and Rehabilitation, 4*(5 Suppl), S45–S52. https://doi.org/10.1016/j.pmrj.2012.01.019 (Letztes Zugriffsdatum: 13.01.2024)

65 Deng, W., Yi, Z., Yin, E., Lu, R., You, H. & Yuan, X. (2023). Effect of omega-3 polyunsaturated fatty acids supplementation for patients with osteoarthritis: a meta-analysis. *Journal of Orthopaedic Surgery and Research, 18*(1), 381. https://doi.org/10.1186/s13018-023-03855-w (Letztes Zugriffsdatum: 13.01.2024)

66 Kingma, I., Bosch, T., Bruins, L. & van Dieën, J. H. (2004). Foot positioning instruction, initial vertical load position and lifting technique: effects on low back loading. *Ergonomics, 47*(13), 1365–1385. https://doi.org/10.1080/00140130410001714742 (Letztes Zugriffsdatum: 13.01.2024)

67 Kingma, I., Faber, G. S. & van Dieën, J. H. (2010). How to lift a box that is too large to fit between the knees. *Ergonomics, 53*(10), 1228–1238. https://doi.org/10.1080/00140139.2010.512983 (Letztes Zugriffsdatum: 13.01.2024)

68 von Arx, M., Liechti, M., Connolly, L., Bangerter, C., Meier, M. L. & Schmid, S. (2021). From Stoop to Squat: A Comprehensive Analysis of Lumbar Loading Among Different Lifting Styles. *Frontiers in Bioengineering and Biotechnology, 9,* 769117. https://doi.org/10.3389/fbioe.2021.769117 (Letztes Zugriffsdatum: 13.01.2024)

69 Swain, C. T. V., Pan, F., Owen, P. J., Schmidt, H. & Belavy, D. L. (2020). No consensus on causality of spine postures or physical exposure and low back pain: A systematic review of systematic reviews. *Journal of Biomechanics, 102,* 109312. https://doi.org/10.1016/j.jbiomech.2019.08.006 (Letztes Zugriffsdatum: 13.01.2024)

70 Nourbakhsh, M. R. & Arab, A. M. (2002). Relationship between mechanical factors and incidence of low back pain. *The Journal of Orthopaedic and Sports Physical Therapy, 32*(9), 447–460. https://doi.org/10.2519/jospt.2002.32.9.447 (Letztes Zugriffsdatum: 13.01.2024)

71 Christensen, S. T. & Hartvigsen, J. (2008). Spinal curves and health: a systematic critical review of the epidemiological literature dealing with associations between sagittal spinal curves and health. *Journal of Manipulative and Physiological Therapeutics, 31*(9), 690–714. https://doi.org/10.1016/j.jmpt.2008.10.004 (Letztes Zugriffsdatum: 13.01.2024)

72 Docking, S. I., & Cook, J. (2019). How do tendons adapt? Going beyond tissue responses to understand positive adaptation and pathology development: A narrative review. *Journal of musculoskeletal & neuronal interactions, 19*(3), 300–310. (Letztes Zugriffsdatum: 13.01.2024)

73 Schwartzberg, R., Reuss, B. L., Burkhart, B. G., Butterfield, M., Wu, J. Y. & McLean, K. W. (2016). High Prevalence of Superior Labral Tears Diagnosed by MRI in Middle-Aged Patients With Asymptomatic Shoulders. *Orthopaedic Journal of Sports Medicine, 4*(1), 2325967115623212. https://doi.org/10.1177/2325967115623212 (Letztes Zugriffsdatum: 13.01.2024)

74 Girish, G., Lobo, L. G., Jacobson, J. A., Morag, Y., Miller, B. & Jamadar, D. A. (2011). Ultrasound of the shoulder: asymptomatic findings in men. *AJR. American Journal of Roentgenology, 197*(4), W713–W719. https://doi.org/10.2214/AJR.11.6971 (Letztes Zugriffsdatum: 13.01.2024)

75 Nakashima, H., Yukawa, Y., Suda, K., Yamagata, M., Ueta, T. & Kato, F. (2015). Abnormal findings on magnetic resonance images of the cervical spines in 1211 asymptomatic subjects. *Spine, 40*(6), 392–398. https://doi.org/10.1097/BRS.0000000000000775 (Letztes Zugriffsdatum: 13.01.2024)

76 Brinjikji, W., Luetmer, P. H., Comstock, B., Bresnahan, B. W., Chen, L. E., Deyo, R. A., Halabi, S., Turner, J. A., Avins, A. L., James, K., Wald, J. T., Kallmes, D. F. & Jarvik, J. G. (2015). Systematic literature review of imaging features of spinal degeneration in asymptomatic populations. *AJNR. American Journal of Neuroradiology, 36*(4), 811–816. https://doi.org/10.3174/ajnr.A4173 (Letztes Zugriffsdatum: 13.01.2024)

77 Culvenor, A. G., Øiestad, B. E., Hart, H. F., Stefanik, J. J., Guermazi, A. & Crossley, K. M. (2019). Prevalence of knee osteoarthritis features on magnetic resonance imaging in asymptomatic uninjured adults: a systematic review and meta-analysis. *British Journal of Sports Medicine, 53*(20), 1268–1278. https://doi.org/10.1136/bjsports-2018-099257 (Letztes Zugriffsdatum: 13.01.2024)

78 Nijs, J., Roussel, N., Paul van Wilgen, C., Köke, A. & Smeets, R. (2013). Thinking beyond muscles and joints: therapists' and patients' attitudes and beliefs regarding chronic musculoskeletal pain are key to applying effective treatment. *Manual Therapy, 18*(2), 96–102. https://doi.org/10.1016/j.math.2012.11.001 (Letztes Zugriffsdatum: 13.01.2024)

79 Tagliaferri, S. D., Miller, C. T., Owen, P. J., Mitchell, U. H., Brisby, H., Fitzgibbon, B., Masse-Alarie, H., Van Oosterwijck, J. & Belavy, D. L. (2020). Domains of Chronic Low Back Pain and Assessing Treatment Effectiveness: A Clinical Perspective. *Pain Practice: The Official Journal of World Institute of Pain, 20*(2), 211–225. https://doi.org/10.1111/papr.12846 (Letztes Zugriffsdatum: 13.01.2024)

80 Pape, J. L., Brismée, J. M., Sizer, P. S., Matthijs, O. C., Browne, K. L., Dewan, B. M. & Sobczak, S. (2018). Increased spinal height using propped slouched sitting postures: Innovative ways to rehydrate intervertebral discs. *Applied Ergonomics, 66,* 9–17. https://doi.org/10.1016/j.apergo.2017.07.016 (Letztes Zugriffsdatum: 13.01.2024)

81 Geng, Z., Wang, J., Chen, G., Liu, J., Lan, J., Zhang, Z. & Miao, J. (2023). Gut microbiota and intervertebral disc degeneration: a bidirectional two-sample Mendelian randomization study. *Journal of Orthopaedic Surgery and Research, 18*(1), 601. https://doi.org/10.1186/s13018-023-04081-0 (Letztes Zugriffsdatum: 13.01.2024)

82 Zheng, D., Wu, Z., Li, L., Cheng, S. & Chang, J. (2023). Genetic analysis of the causal relationship between gut microbiota and intervertebral disc degeneration: a two-sample Mendelian randomized study. *European Spine Journal: Official Publication of the European Spine Society, the European Spinal Deformity Society, and the European Section of the Cervical Spine Research Society,* 10.1007/s00586-023-08059-8. Advance online publication. https://doi.org/10.1007/s00586-023-08059-8 (Letztes Zugriffsdatum: 13.01.2024)

83 Yao, B., Cai, Y., Wang, W., Deng, J., Zhao, L., Han, Z. & Wan, L. (2023). The Effect of Gut Microbiota on the Progression of Intervertebral Disc Degeneration. *Orthopaedic Surgery, 15*(3), 858–867. https://doi.org/10.1111/os.13626 (Letztes Zugriffsdatum: 13.01.2024)

84 Li, W., Lai, K., Chopra, N., Zheng, Z., Das, A. & Diwan, A. D. (2022). Gut-disc axis: A cause of intervertebral disc degeneration and low back pain?. *European Spine Journal: Official Publication of the European Spine Society,* *the European Spinal Deformity Society, and the European Section of the Cervical Spine Research Society, 31*(4), 917–925. https://doi.org/10.1007/s00586-022-07152-8 (Letztes Zugriffsdatum: 13.01.2024)

85 van de Vyver, M. (2023). Immunology of chronic low-grade inflammation: relationship with metabolic function. *The Journal of Endocrinology, 257*(1), e220271. https://doi.org/10.1530/JOE-22-0271 (Letztes Zugriffsdatum: 13.01.2024)

86 Adams, M. A. & Roughley, P. J. (2006). What is intervertebral disc degeneration, and what causes it? *Spine, 31*(18), 2151–2161. https://doi.org/10.1097/01.brs.0000231761.73859.2c (Letztes Zugriffsdatum: 13.01.2024)

87 Gorth, D. J., Shapiro, I. M. & Risbud, M. V. (2015). Discovery of the drivers of inflammation induced chronic low back pain: from bacteria to diabetes. *Discovery Medicine, 20*(110), 177–184. (Letztes Zugriffsdatum: 13.01.2024)

88 Minihane, A. M., Vinoy, S., Russell, W. R., Baka, A., Roche, H. M., Tuohy, K. M., Teeling, J. L., Blaak, E. E., Fenech, M., Vauzour, D., McArdle, H. J., Kremer, B. H., Sterkman, L., Vafeiadou, K., Benedetti, M. M., Williams, C. M. & Calder, P. C. (2015). Low-grade inflammation, diet composition and health: current research evidence and its translation. *The British Journal of Nutrition, 114*(7), 999–1012. https://doi.org/10.1017/S0007114515002093 (Letztes Zugriffsdatum: 13.01.2024)

89 Custodero, C., Mankowski, R. T., Lee, S. A., Chen, Z., Wu, S., Manini, T. M., Hincapie Echeverri, J., Sabbà, C., Beavers, D. P., Cauley, J. A., Espeland, M. A., Fielding, R. A., Kritchevsky, S. B., Liu, C. K., McDermott, M. M., Miller, M. E., Tracy, R. P., Newman, A. B., Ambrosius, W. T., Pahor, M. & Anton, S. D. (2018). Evidence-based nutritional and pharmacological interventions targeting chronic low-grade inflammation in middle-age and older adults: A systematic review and meta-analysis. *Ageing Research Reviews, 46,* 42–59. https://doi.org/10.1016/j.arr.2018.05.004 (Letztes Zugriffsdatum: 13.01.2024)

90 Gonzalo-Encabo, P., Maldonado, G., Valadés, D., Ferragut, C. & Pérez-López, A. (2021). The Role of Exercise Training on Low-Grade Systemic Inflammation in Adults with Overweight and Obesity: A Systematic Review. *International Journal of Environmental Research and Public Health, 18*(24), 13258. https://doi.org/10.3390/ijerph182413258 (Letztes Zugriffsdatum: 13.01.2024)

91 Campaniello, D., Corbo, M. R., Sinigaglia, M., Speranza, B., Racioppo, A., Altieri, C. & Bevilacqua, A. (2022). How Diet and Physical Activity Modulate Gut Microbiota: Evidence, and Perspectives. *Nutrients, 14*(12), 2456. https://doi.org/10.3390/nu14122456 (Letztes Zugriffsdatum: 13.01.2024)

92 Reeves, R. R., Ladner, M. E., Hart, R. H. & Burke, R. S. (2007). Nocebo effects with antidepressant clinical drug trial placebos. *General Hospital Psychiatry, 29*(3), 275–277. https://doi.org/10.1016/j.genhosppsych.2007.01.010 (Letztes Zugriffsdatum: 13.01.2024)

93 Aslaksen, P. M. & Lyby, P. S. (2015). Fear of pain potentiates nocebo hyperalgesia. *Journal of Pain Research, 8,* 703–710. https://doi.org/10.2147/JPR.S91923 (Letztes Zugriffsdatum: 13.01.2024)

94 Rajasekaran, S., Dilip Chand Raja, S., Pushpa, B. T., Ananda, K. B., Ajoy Prasad, S. & Rishi, M. K. (2021). The catastrophization effects of an MRI report on the patient and surgeon and the benefits of 'clinical reporting': results from an RCT and blinded trials. *European Spine Journal: Official Publication of the European Spine Society, the European Spinal Deformity Society, and the European Section of the Cervical Spine Research Society, 30*(7), 2069–2081. https://doi.org/10.1007/s00586-021-06809-0 (Letztes Zugriffsdatum: 13.01.2024)

95 Walker, J., Mertens, U. K., Schmidt, C. O. & Chenot, J. F. (2017). Effect on healthcare utilization and costs of spinal manual therapy for acute low back pain in routine care: A propensity score matched cohort study. *PloS one, 12*(5), e0177255. https://doi.org/10.1371/journal.pone.0177255 (Letztes Zugriffsdatum: 13.01.2024)

96 Wertli, M. M., Burgstaller, J. M., Weiser, S., Steurer, J., Kofmehl, R. & Held, U. (2014). Influence of catastrophizing on treatment outcome in patients with nonspecific low back pain: a systematic review. *Spine, 39*(3), 263–273. https://doi.org/10.1097/BRS.0000000000000110 (Letztes Zugriffsdatum: 13.01.2024)

97 Sisco-Taylor, B. L., Magel, J. S., McFadden, M., Greene, T., Shen, J. & Fritz, J. M. (2022). Changes in Pain Catastrophizing and Fear-Avoidance Beliefs as Mediators of Early Physical Therapy on Disability and Pain in Acute Low-Back Pain: A Secondary Analysis of a Clinical Trial. *Pain Medicine (Malden, Mass.), 23*(6), 1127–1137. https://doi.org/10.1093/pm/pnab292 (Letztes Zugriffsdatum: 13.01.2024)

98 American Academy of Pediatrics Council on Sports Medicine and Fitness, McCambridge, T. M. & Stricker, P. R. (2008). Strength training by children and adolescents. *Pediatrics, 121*(4), 835–840. https://doi.org/10.1542/peds.2007-3790 (Letztes Zugriffsdatum: 13.01.2024)

99 Torres-Costoso, A., López-Muñoz, P., Martínez-Vizcaíno, V., Álvarez-Bueno, C. & Cavero-Redondo, I. (2020). Association Between Muscular Strength and Bone Health from Children to Young Adults: A Systematic Review and Meta-analysis. *Sports Medicine (Auckland, N.Z.), 50*(6), 1163–1190. https://doi.org/10.1007/s40279-020-01267-y (Letztes Zugriffsdatum: 13.01.2024)

100 Dahab, K. S. & McCambridge, T. M. (2009). Strength training in children and adolescents: raising the bar for young athletes? *Sports Health, 1*(3), 223–226. https://doi.org/10.1177/1941738109334215 (Letztes Zugriffsdatum: 13.01.2024)

101 Sánchez Pastor, A., García-Sánchez, C., Marquina Nieto, M. & de la Rubia, A. (2023). Influence of Strength Training Variables on Neuromuscular and Morphological Adaptations in Prepubertal Children: A Systematic Review. *International Journal of Environmental Research and Public Health, 20*(6), 4833. https://doi.org/10.3390/ijerph20064833 (Letztes Zugriffsdatum: 13.01.2024)

102 Alves, J. G. B. & Alves, G. V. (2019). Effects of physical activity on children's growth. *Jornal de pediatria, 95 Suppl 1*, 72–78. https://doi.org/10.1016/j.jped.2018.11.003 (Letztes Zugriffsdatum: 13.01.2024)

103 Jansson, D., Lindberg, A. S., Lundberg, E., Domellöf, M. & Theos, A. (2022). Effects of Resistance and Endurance Training Alone or Combined on Hormonal Adaptations and Cytokines in Healthy Children and Adolescents: A Systematic Review and Meta-analysis. *Sports Medicine - open, 8*(1), 81. https://doi.org/10.1186/s40798-022-00471-6 (Letztes Zugriffsdatum: 13.01.2024)

104 Richmond, E. & Rogol, A. D. (2016). Endocrine Responses to Exercise in the Developing Child and Adolescent. *Frontiers of Hormone Research, 47*, 58–67. https://doi.org/10.1159/000445157 (Letztes Zugriffsdatum: 13.01.2024)

105 Dahab, K. S. & McCambridge, T. M. (2009). Strength training in children and adolescents: raising the bar for young athletes?. *Sports Health, 1*(3), 223–226. https://doi.org/10.1177/1941738109334215 (Letztes Zugriffsdatum: 13.01.2024)

106 Myers, A. M., Beam, N. W. & Fakhoury, J. D. (2017). Resistance training for children and adolescents. *Translational Pediatrics, 6*(3), 137–143. https://doi.org/10.21037/tp.2017.04.01 (Letztes Zugriffsdatum: 13.01.2024)

107 Hong, A. R. & Kim, S. W. (2018). Effects of Resistance Exercise on Bone Health. *Endocrinology and Metabolism (Seoul, Korea), 33*(4), 435–444. https://doi.org/10.3803/EnM.2018.33.4.435 (Letztes Zugriffsdatum: 13.01.2024)

108 Westcott, W. L. (2012). Resistance training is medicine: effects of strength training on health. *Current Sports Medicine Reports, 11*(4), 209–216. https://doi.org/10.1249/JSR.0b013e31825dabb8 (Letztes Zugriffsdatum: 13.01.2024)

109 Liu, Y., Lee, D. C., Li, Y., Zhu, W., Zhang, R., Sui, X., Lavie, C. J. & Blair, S. N. (2019). Associations of Resistance Exercise with Cardiovascular Disease Morbidity and Mortality. *Medicine and Science in Sports and Exercise, 51*(3), 499–508. https://doi.org/10.1249/MSS.0000000000001822 (Letztes Zugriffsdatum: 13.01.2024)

110 Giovannucci, E. L., Rezende, L. F. M. & Lee, D. H. (2021). Muscle-strengthening activities and risk of cardiovascular disease, type 2 diabetes, cancer and mortality: A review of prospective cohort studies. *Journal of Internal Medicine, 290*(4), 789–805. https://doi.org/10.1111/joim.13344 (Letztes Zugriffsdatum: 13.01.2024)

111 Shiroma, E. J., Cook, N. R., Manson, J. E., Moorthy, M. V., Buring, J. E., Rimm, E. B. & Lee, I. M. (2017). Strength Training and the Risk of Type 2 Diabetes and Cardiovascular Disease. *Medicine and Science in Sports and Exercise, 49*(1), 40–46. https://doi.org/10.1249/MSS.0000000000001063 (Letztes Zugriffsdatum: 13.01.2024)

112 Srikanthan, P. & Karlamangla, A. S. (2014). Muscle mass index as a predictor of longevity in older adults. *The American Journal of Medicine, 127*(6), 547–553. https://doi.org/10.1016/j.amjmed.2014.02.007 (Letztes Zugriffsdatum: 13.01.2024)

113 Lauersen, J. B., Bertelsen, D. M. & Andersen, L. B. (2014). The effectiveness of exercise interventions to prevent sports injuries: a systematic review and meta-analysis of randomised controlled trials. *British Journal of Sports Medicine, 48*(11), 871–877. https://doi.org/10.1136/bjsports-2013-092538 (Letztes Zugriffsdatum: 13.01.2024)

114 Alentorn-Geli, E., Samuelsson, K., Musahl, V., Green, C. L., Bhandari, M. & Karlsson, J. (2017). The Association of Recreational and Competitive Running With Hip and Knee Osteoarthritis: A Systematic Review and Meta-analysis. *The Journal of Orthopaedic and Sports Physical Therapy, 47*(6), 373–390. https://doi.org/10.2519/jospt.2017.7137 (Letztes Zugriffsdatum: 13.01.2024)

115 Belavý, D. L., Quittner, M. J., Ridgers, N., Ling, Y., Connell, D. & Rantalainen, T. (2017). Running exercise strengthens the intervertebral disc. *Scientific Reports, 7*, 45975. https://doi.org/10.1038/srep45975 (Letztes Zugriffsdatum: 13.01.2024)

116 Mitchell, U. H., Bowden, J. A., Larson, R. E., Belavy, D. L. & Owen, P. J. (2020). Long-term running in middle-aged men and intervertebral disc health, a cross-sectional pilot study. *PloS one, 15*(2), e0229457. https://doi.org/10.1371/journal.pone.0229457 (Letztes Zugriffsdatum: 13.01.2024)

117 Malisoux, L. & Theisen, D. (2020). Can the "Appropriate" Footwear Prevent Injury in Leisure-Time Running? Evidence Versus Beliefs. *Journal of Athletic Training, 55*(12), 1215–1223. https://doi.org/10.4085/1062-6050-523-19 (Letztes Zugriffsdatum: 13.01.2024)

118 Relph, N., Greaves, H., Armstrong, R., Prior, T. D., Spencer, S., Griffiths, I. B., Dey, P. & Langley, B. (2022). Running shoes for preventing lower limb running injuries in adults. *The Cochrane Database of Systematic Reviews, 8*(8), CD013368. https://doi.org/10.1002/14651858.CD013368.pub2 (Letztes Zugriffsdatum: 13.01.2024)

119 Lucas-Cuevas, A. G., Camacho-García, A., Llinares, R., Priego Quesada, J. I., Llana-Belloch, S. & Pérez-Soriano, P. (2017). Influence of custom-made and prefabricated insoles before and after an intense run. *PloS one, 12*(2), e0173179. https://doi.org/10.1371/journal.pone.0173179 (Letztes Zugriffsdatum: 13.01.2024)

120 Doyle, E., Doyle, T. L. A., Bonacci, J. & Fuller, J. T. (2022). The Effectiveness of Gait Retraining on Running Kinematics, Kinetics, Performance, Pain, and Injury in Distance Runners: A Systematic Review With Meta-analysis. *The Journal of Orthopaedic and Sports Physical Therapy, 52*(4), 192–A5. https://doi.org/10.2519/jospt.2022.10585 (Letztes Zugriffsdatum: 13.01.2024)

121 McGowan, C. J., Pyne, D. B., Thompson, K. G. & Rattray, B. (2015). Warm-Up Strategies for Sport and Exercise: Mechanisms and Applications. *Sports Medicine (Auckland, N.Z.), 45*(11), 1523–1546. https://doi.org/10.1007/s40279-015-0376-x (Letztes Zugriffsdatum: 13.01.2024)

122 Fradkin, A. J., Zazryn, T. R. & Smoliga, J. M. (2010). Effects of warming-up on physical performance: a systematic review with meta-analysis. *Journal of Strength and Conditioning Research, 24*(1), 140–148. https://doi.org/10.1519/JSC.0b013e3181c643a0 (Letztes Zugriffsdatum: 13.01.2024)

123 Raghunandan, A., Charnoff, J. N. & Matsuwaka, S. T. (2021). The Epidemiology, Risk Factors, and Nonsurgical Treatment of Injuries Related to Endurance Running. *Current Sports Medicine Reports, 20*(6), 306–311. https://doi.org/10.1249/JSR.0000000000000852 (Letztes Zugriffsdatum: 13.01.2024)

124 Bull, F. C., Al-Ansari, S. S., Biddle, S., Borodulin, K., Buman, M. P., Cardon, G., Carty, C., Chaput, J. P., Chastin, S., Chou, R., Dempsey, P. C., DiPietro, L., Ekelund, U., Firth, J., Friedenreich, C. M., Garcia, L., Gichu, M., Jago, R., Katzmarzyk, P. T., Lambert, E., ... Willumsen, J. F. (2020). World Health Organization 2020 guidelines on physical activity and sedentary behaviour. *British journal of sports medicine, 54*(24), 1451–1462. https://doi.org/10.1136/bjsports-2020-102955) (Letztes Zugriffsdatum: 28.02.2024)

125 DePalma M. G. (2020). Red flags of low back pain. *JAAPA : official journal of the American Academy of Physician Assistants, 33*(8), 8–11. https://doi.org/10.1097/01.JAA.0000684112.91641.4c (Letztes Zugriffsdatum: 28.02.2024)

126 Andersen, L. L., Kjaer, M., Søgaard, K., Hansen, L., Kryger, A. I. & Sjøgaard, G. (2008). Effect of two contrasting types of physical exercise on chronic neck muscle pain. *Arthritis and Rheumatism, 59*(1), 84–91. https://doi.org/10.1002/art.23256 (Letztes Zugriffsdatum: 13.01.2024)

127 Saeterbakken, A. H., Makrygiannis, P., Stien, N., Solstad, T. E. J., Shaw, M., Andersen, V. & Pedersen, H. (2020). Dose-response of resistance training for neck-and shoulder pain relief: a workplace intervention study. *BMC Sports Science, Medicine & Rehabilitation, 12*, 8. https://doi.org/10.1186/s13102-020-0158-0 (Letztes Zugriffsdatum: 13.01.2024)

128 Morris, Z. S., Wooding, S. & Grant, J. (2011). The answer is 17 years, what is the question: understanding time lags in translational research. *Journal of the Royal Society of Medicine, 104*(12), 510–520. https://doi.org/10.1258/jrsm.2011.110180 (Letztes Zugriffsdatum: 13.01.2024)

129 Villatoro-Luque, F. J., Rodríguez-Almagro, D., Aibar-Almazán, A., Fernández-Carnero, S., Pecos-Martín, D., Ibáñez-Vera, A. J. & Achalandabaso-Ochoa, A. (2023). In non-specific low back pain, is an exercise program carried out through telerehabilitation as effective as one carried out in a physiotherapy center? A controlled randomized trial. *Musculoskeletal Science & Practice, 65*, 102765. https://doi.org/10.1016/j.msksp.2023.102765 (Letztes Zugriffsdatum: 13.01.2024)

130 Villatoro-Luque, F. J., Rodríguez-Almagro, D., Aibar-Almazán, A., Fernández-Carnero, S., Pecos-Martín, D., Ibáñez-Vera, A. J., Castro-Martín, E. & Achalandabaso-Ochoa, A. (2023). Telerehabilitation for the treatment in chronic low back pain: A randomized controlled trial. *Journal of Telemedicine and Telecare*, 1357633X231195091. Advance online publication. https://doi.org/10.1177/1357633X231195091 (Letztes Zugriffsdatum: 13.01.2024)

131 Vieira, L. M. S. M. A., de Andrade, M. A. & Sato, T. O. (2023). Telerehabilitation for musculoskeletal pain - An overview of systematic reviews. *Digital Health, 9*, 20552076231164242. https://doi.org/10.1177/20552076231164242 (Letztes Zugriffsdatum: 13.01.2024)

132 https://de.trustpilot.com/review/rn-schmerzcoaching.de (Letztes Zugriffsdatum: 13.01.2024)

133 Abdallah, C. G. & Geha, P. (2017). Chronic Pain and Chronic Stress: Two Sides of the Same Coin? *Chronic Stress (Thousand Oaks, Calif.), 1*, 2470547017704763. https://doi.org/10.1177/2470547017704763 (Letztes Zugriffsdatum: 13.01.2024)

134 Edwards, J. J., Deenmamode, A. H. P., Griffiths, M., Arnold, O., Cooper, N. J., Wiles, J. D. & O'Driscoll, J. M. (2023). Exercise training and resting blood pressure: a large-scale pairwise and network meta-analysis of randomised controlled trials. *British Journal of Sports Medicine, 57*(20), 1317–1326. https://doi.org/10.1136/bjsports-2022-106503 (Letztes Zugriffsdatum: 13.01.2024)

135 Luo, G., Yao, Y., Tao, J., Wang, T. & Yan, M. (2022). Causal association of sleep disturbances and low back pain: A bidirectional two-sample Mendelian randomization study. *Frontiers in Neuroscience, 16*, 1074605. https://doi.org/10.3389/fnins.2022.1074605 (Letztes Zugriffsdatum: 13.01.2024)

136 Heffner, K. L., France, C. R., Trost, Z., Ng, H. M. & Pigeon, W. R. (2011). Chronic low back pain, sleep disturbance, and interleukin-6. *The Clinical Journal of Pain, 27*(1), 35–41. https://doi.org/10.1097/ajp.0b013e3181eef761 (Letztes Zugriffsdatum: 13.01.2024)

137 Svensson, T., Saito, E., Svensson, A. K., Melander, O., Orho-Melander, M., Mimura, M., Rahman, S., Sawada, N., Koh, W. P., Shu, X. O., Tsuji, I., Kanemura, S., Park, S. K., Nagata, C., Tsugane, S., Cai, H., Yuan, J. M., Matsuyama, S., Sugawara, Y., Wada, K. & Inoue, M. (2021). Association of Sleep Duration With All- and Major-Cause Mortality Among Adults in Japan, China, Singapore, and Korea. *JAMA Network Open, 4*(9), e2122837. https://doi.org/10.1001/jamanetworkopen.2021.22837 (Letztes Zugriffsdatum: 13.01.2024)

138 Yin, J., Jin, X., Shan, Z., Li, S., Huang, H., Li, P., Peng, X., Peng, Z., Yu, K., Bao, W., Yang, W., Chen, X. & Liu, L. (2017). Relationship of Sleep Duration With All-Cause Mortality and Cardiovascular Events: A Systematic Review and Dose-Response Meta-Analysis of Prospective Cohort Studies. *Journal of the American Heart Association, 6*(9), e005947. https://doi.org/10.1161/JAHA.117.005947 (Letztes Zugriffsdatum: 13.01.2024)

139 https://www.who.int/news-room/fact-sheets/detail/physical-activity (Letztes Zugriffsdatum: 13.01.2024)

140 Banach, M., Lewek, J., Surma, S., Penson, P.E., Sahebkar, A., Martin, S.S., Bajraktari, G., Henein, M.J., Reiner, Z., Bielecka-Dąbrowa, A. & Bytyçi, I., on behalf of the Lipid and Blood Pressure Meta-analysis Collaboration (LBPMC) Group and the International Lipid Expert Panel (ILEP), The association between daily step count and all-cause and cardiovascular mortality: a meta-analysis, *European Journal of Preventive Cardiology*, 2023; zwad229, https://doi.org/10.1093/eurjpc/zwad229. (Letztes Zugriffsdatum: 13.01.2024)

141 Wun, A., Kollias, P., Jeong, H., Rizzo, R. R., Cashin, A. G., Bagg, M. K., McAuley, J. H. & Jones, M. D. (2021). Why is exercise prescribed for people with chronic low back pain? A review of the mechanisms of benefit proposed by clinical trialists. *Musculoskeletal Science & Practice, 51*, 102307. https://doi.org/10.1016/j.msksp.2020.102307 (Letztes Zugriffsdatum: 13.01.2024)

142 Bull, F. C., Al-Ansari, S. S., Biddle, S., Borodulin, K., Buman, M. P., Cardon, G., Carty, C., Chaput, J. P., Chastin, S., Chou, R., Dempsey, P. C., DiPietro, L., Ekelund, U., Firth, J., Friedenreich, C. M., Garcia, L., Gichu, M., Jago, R., Katzmarzyk, P. T., Lambert, E. & Willumsen, J. F. (2020). World Health Organization 2020 guidelines on physical activity and sedentary behaviour. *British Journal of Sports Medicine, 54*(24), 1451–1462. https://doi.org/10.1136/bjsports-2020-102955 (Letztes Zugriffsdatum: 13.01.2024)

143 Bucciantini, M., Leri, M., Nardiello, P., Casamenti, F. & Stefani, M. (2021). Olive Polyphenols: Antioxidant and Anti-Inflammatory Properties. *Antioxidants (Basel, Switzerland), 10*(7), 1044. https://doi.org/10.3390/antiox10071044 (Letztes Zugriffsdatum: 13.01.2024)

144 Schwingshackl, L. & Hoffmann, G. (2014). Mediterranean dietary pattern, inflammation and endothelial function: a systematic review and meta-analysis of intervention trials. *Nutrition, Metabolism, and Cardiovascular Diseases: NMCD, 24*(9), 929–939. https://doi.org/10.1016/j.numecd.2014.03.003 (Letztes Zugriffsdatum: 13.01.2024)

145 Schönenberger, K. A., Schüpfer, A. C., Gloy, V. L., Hasler, P., Stanga, Z., Kaegi-Braun, N. & Reber, E. (2021). Effect of Anti-Inflammatory Diets on Pain in Rheumatoid Arthritis: A Systematic Review and Meta-Analysis. *Nutrients, 13*(12), 4221. https://doi.org/10.3390/nu13124221 (Letztes Zugriffsdatum: 13.01.2024)

146 Koelman, L., Egea Rodrigues, C. & Aleksandrova, K. (2022). Effects of Dietary Patterns on Biomarkers of Inflammation and Immune Responses: A Systematic Review and Meta-Analysis of Randomized Controlled Trials. *Advances in Nutrition (Bethesda, Md.), 13*(1), 101–115. https://doi.org/10.1093/advances/nmab086 (Letztes Zugriffsdatum: 13.01.2024)

147 Elma, Ö., Brain, K. & Dong, H. J. (2022). The Importance of Nutrition as a Lifestyle Factor in Chronic Pain Management: *A Narrative Review. Journal of clinical medicine, 11*(19), 5950. https://doi.org/10.3390/jcm11195950 (Letztes Zugriffsdatum: 13.01.2024)

148 Chen, B. & Dong, S. (2022). Mercury Contamination in Fish and Its Effects on the Health of Pregnant Women and Their Fetuses, and Guidance for Fish Consumption-A Narrative Review. *International Journal of Environmental Research and Public Health, 19*(23), 15929. https://doi.org/10.3390/ijerph192315929 (Letztes Zugriffsdatum: 13.01.2024)

149 Santos, H. O., Price, J. C. & Bueno, A. A. (2020). Beyond Fish Oil Supplementation: The Effects of Alternative Plant Sources of Omega-3 Polyunsaturated Fatty Acids upon Lipid Indexes and Cardiometabolic Biomarkers-An Overview. *Nutrients, 12*(10), 3159. https://doi.org/10.3390/nu12103159 (Letztes Zugriffsdatum: 13.01.2024)

150 Wang, D. D., Li, Y., Bhupathiraju, S. N., Rosner, B. A., Sun, Q., Giovannucci, E. L., Rimm, E. B., Manson, J. E., Willett, W. C., Stampfer, M. J. & Hu, F. B. (2021). Fruit and Vegetable Intake and Mortality: Results From 2 Prospective Cohort Studies of US Men and Women and a Meta-Analysis of 26 Cohort Studies. *Circulation, 143*(17), 1642–1654. https://doi.org/10.1161/CIRCULATIONAHA.120.048996 (Letztes Zugriffsdatum: 13.01.2024)

151 Khanna, D., Khanna, S., Khanna, P., Kahar, P. & Patel, B. M. (2022). Obesity: A Chronic Low-Grade Inflammation and Its Markers. *Cureus, 14*(2), e22711. https://doi.org/10.7759/cureus.22711 (Letztes Zugriffsdatum: 13.01.2024)

152 Chin, S. H., Huang, W. L., Akter, S. & Binks, M. (2020). Obesity and pain: a systematic review. *International Journal of Obesity (2005), 44*(5), 969–979. https://doi.org/10.1038/s41366-019-0505-y (Letztes Zugriffsdatum: 13.01.2024)

153 Eklund, A., De Carvalho, D., Pagé, I., Wong, A., Johansson, M. S., Pohlman, K. A., Hartvigsen, J. & Swain, M. (2019). Expectations influence treatment outcomes in patients with low back pain. A secondary analysis of data from a randomized clinical trial. *European Journal of Pain (London, England), 23*(7), 1378–1389. https://doi.org/10.1002/ejp.1407 (Letztes Zugriffsdatum: 13.01.2024)

154 Mohamed Mohamed, W. J., Joseph, L., Canby, G., Paungmali, A., Sitilertpisan, P. & Pirunsan, U. (2020). Are patient expectations associated with treatment outcomes in individuals with chronic low back pain? A systematic review of randomised controlled trials. *International Journal of Clinical Practice, 74*(11), e13680. https://doi.org/10.1111/ijcp.13680 (Letztes Zugriffsdatum: 13.01.2024)